全科临床诊疗常规

王建华 李克权 张 晶 编著

汕頭大學出版社

图书在版编目（CIP）数据

全科临床诊疗常规 / 王建华，李克权，张晶编著
. -- 汕头：汕头大学出版社，2021.12
ISBN 978-7-5658-4541-3

Ⅰ．①全… Ⅱ．①王… ②李… ③张… Ⅲ．①临床医
学－诊疗 Ⅳ．① R4

中国版本图书馆 CIP 数据核字（2021）第 269519 号

全科临床诊疗常规

QUANKE LINCHUANG ZHENLIAO CHANGGUI

编　　著：王建华　李克权　张　晶
责任编辑：邹　峰
责任技编：黄东生
封面设计：中图时代
出版发行：汕头大学出版社
　　　　　广东省汕头市大学路 243 号汕头大学校园内　邮政编码：515063
电　　话：0754-82904613
印　　刷：廊坊市海涛印刷有限公司
开　　本：710mm×1000mm　1/16
印　　张：17.25
字　　数：300 千字
版　　次：2021 年 12 月第 1 版
印　　次：2023 年 1 月第 1 次印刷
定　　价：158.00 元
ISBN 978-7-5658-4541-3

目　录

第一章　心血管内科疾病

第一节　高血压

【定义】连续几日每天内分时段监测,收缩压≥139 mmHg 和(或)舒张压≥89 mmHg。收缩压≥140 mmHg 和舒张压< 90 mmHg 为单纯性收缩期高血压。患者既往有高血压史,目前正在用抗高血压药,血压虽然低于 140/90 mmHg,亦应该诊断为高血压。

【临床表现】

1. 缓进型高血压

早期多无症状,偶尔体检时发现血压增高,或在精神紧张,情绪激动或劳累后感头晕、头痛、眼花、耳鸣、失眠、乏力、注意力不集中等症状。早期血压仅暂时升高,随病程进展血压持续升高,脏器受累,心功能逐渐失代偿,最终导致心力衰竭,并可引起肾小动脉、眼底小动脉硬化。

2. 急进型高血压

也称恶性高血压,占高血压病的 1%,可由缓进型突然转变而来,也可突然起病。恶性高血压可发生在任何年龄,但以 30~40 岁为最多见。血压明显升高,舒张压多在 130 mmHg 以上,有乏力、口渴、多尿等症状。视力迅速减退,眼底有视网膜出血及渗出,常有双侧视神经乳头水肿。迅速出现蛋白尿、血尿及肾功能不全。也可发生心力衰竭、高血压脑病和高血压危象,病程进展迅速,多死于尿毒症。

【诊断】在非同一天内多次测量血压,两次以上测得收缩压≥139 mmHg 和(或)舒张压≥89 mmHg 便可诊断高血压。

【治疗】①高血压是一种以动脉血压持续升高为特征的进行性"心血管综合

征",常伴有其他危险因素、靶器官损害或临床疾病,需要进行综合干预。②抗高血压治疗包括非药物和药物(表1-1)两种方法,大多数患者需长期、甚至终身坚持治疗。③定期测量血压;规范治疗,改善治疗依从性,尽可能实现降压达标;坚持长期平稳有效地控制血压。④限盐、控制体重、适当锻炼等。⑤对病情严重患者可采用两三种药联合进行降压。

表1-1 降压药物的使用方法

药物分类	药物名称	剂量及用法
1. 利尿剂	吲达帕胺	2.5~5 mg,1 次/日
噻嗪类	氢氯噻嗪	12.5~25 mg,1~2 次/日
	氯噻酮	25~50 mg,1 次/日
保钾类	螺内酯	20 mg,2 次/日
	氨苯喋啶	50 mg,1~2 次/日
	阿米洛利	5~10 mg,1 次/日
襻利尿剂	呋塞米	20~40 mg,1~2 次/日
2. 钙拮抗剂	硝苯地平	5~20 mg,3 次/日
	硝苯地平控释片	30~60 mg,1 次/日
	尼莫地平	40 mg,3 次/日
	尼群地平	10 mg,2 次/日
	非洛地平	2.5~10 mg,1 次/日
	氨氯地平	5~10 mg,1 次/日
	拉西地平	4~6 mg,1 次/日
3. ACEI	卡托普利	12.5~50 mg,2~3 次/日
	依那普利	5~10 mg,2 次/日
	贝那普利	10~20 mg,1 次/日

续　表

药物分类	药物名称	剂量及用法
	赖诺普利	10~20 mg,1 次/日
	雷米普利	2.5~10 mg,1 次/日
	福辛普利	10~40 mg,1 次/日
	西拉普利	2.5~5 mg,1 次/日
	培哚普利	4~8 mg,1 次/日
4. ARB	氯沙坦	25~100 mg,1 次/日
	缬沙坦	80 mg,1 次/日
	厄贝沙坦	150 mg,1 次/日
	替米沙坦	
	坎地沙坦	
	奥美沙坦	
5. β 受体阻断剂	普萘洛尔	10~20 mg,2~3 次/日
	美托洛尔	25~50 mg,2 次/日
	阿替洛尔	50~100 mg,1 次/日
	比索洛尔	5~10 mg,1 次/日
	卡维地洛	12.5~25 mg,2 次/日
	拉贝洛尔	100 mg,2~3 次/日
6. α_1 受体阻断剂	哌唑嗪	0.5~2 mg,3 次/日
	特拉唑嗪	0.5~6 mg,1 次/日

　　【注意事项】①血压在理想范围内越低越好,只要平稳地将血压降至目标水平以下,既可减轻症状,也可减轻各种脑血管事件的危险性。②有并发症时应将血压降得更低。③重视非药物疗法。④血压降下来后不能停药。⑤重视血压监测和记录。

【预防】

（1）本病是由血压长期升高导致心脏后负荷过重所诱发的心脏损害。长期系统的降压治疗能预防本病的发生、发展。

（2）长期、正规的抗高血压治疗能使肥大的心脏的损害程度改善，甚至完全恢复正常形态。单纯强调降压目的、忽视心脏保护的治疗方案是不全面和不科学的。

第二节　冠心病

一、冠心病总论

【定义】冠心病亦称缺血性心脏病，是一种由冠状动脉器质性（动脉粥样硬化或动力性血管痉挛）狭窄或阻塞引起的心肌缺血缺氧（心绞痛）或心肌坏死（心肌梗死）的心脏病。

【临床表现】

1. 心绞痛

表现为胸骨后的压榨感、闷胀感，伴随明显的焦虑，持续 3~5 min，常发散到左侧臂部、肩部、下颌、咽喉部、背部，也可放射到右臂。有时可累及这些部位而不影响胸骨后区。用力、情绪激动、受寒、饱餐等增加心肌耗氧情况下发作的称为劳力性心绞痛，休息和含化硝酸甘油缓解。有时心绞痛不典型，可表现为气紧、晕厥、虚弱、嗳气，尤其在老年人。

2. 心肌梗死

梗死发生前一周左右常有前驱症状，如静息和轻微体力活动时发作的心绞痛，伴有明显的不适和疲惫。梗死时表现为持续性剧烈压迫感，闷塞感，甚至刀割样疼痛，位于胸骨后，常波及整个前胸，以左侧为重。部分病人可延左臂尺侧向下放射，引起左侧腕部、手掌和手指麻刺感，部分病人可放射至上肢、肩部、颈部、下颌，以左侧为主。疼痛部位与以前心绞痛部位一致，但持续更久，疼痛更重，休息和含化硝酸甘油不能缓解。有时候表现为上腹部疼痛，容易与腹部疾病混淆。伴有低热、烦躁不安、多汗和冷汗、恶心、呕吐、心悸、头晕、极度乏力、呼吸困难、濒死感,持续 30 min 以上,常达数小时。

3. 无症状型心肌缺血

很多病人有广泛的冠状动脉阻塞却没有感到过心绞痛,甚至有些病人在心肌梗死时也没感到心绞痛。部分病人在发生了心脏性猝死,常规体检时发现心肌梗死后才被发现部分病人由于心电图有缺血表现,发生了心律失常,或因为运动试验阳性而做冠脉造影才发现。

4. 心力衰竭和心律失常

部分患者原有心绞痛发作,以后由于病变广泛,心肌广泛纤维化,心绞痛逐渐减少到消失,却出现心力衰竭的表现,如气紧,水肿,乏力等,还有各种心律失常,表现为心悸。还有部分患者从来没有心绞痛,而直接表现为心力衰竭和心律失常。

5. 猝死型冠心病

指由于冠心病引起的不可预测的突然死亡,在急性症状出现以后 6h 内发生心脏骤停所致。主要是由于缺血造成心肌细胞电生理活动异常,而发生严重心律失常导致。患者心脏骤停的发生是由于在动脉粥样硬化的基础上,发生冠状动脉痉挛或栓塞,导致心肌急性缺血,造成局部电生理紊乱,引起暂时的严重心律失常所致。

【诊断与鉴别诊断】

(1)冠状动脉造影结果是诊断冠心病的金标准。

(2)有以下症状者,再配合心电图等辅助检查便可诊断。

①劳累或精神紧张时出现胸骨后或心前区闷痛,或紧缩样疼痛,并向左肩、左上臂放射,持续 3~5 min,休息后自行缓解者。

②体力活动时出现胸闷、心悸、气短,休息时自行缓解者。

③出现与运动有关的头痛、牙痛、腿痛等。

④饱餐、寒冷或看惊险影片时出现胸痛、心悸者。

⑤夜晚睡眠枕头低时,感到胸闷憋气,需要高枕卧位方感舒适者;熟睡或白天

平卧时突然胸痛、心悸、呼吸困难,需立即坐起或站立方能缓解者。

⑥性生活或用力排便时出现心慌、胸闷、气急或胸痛不适。

⑦听到噪声便引起心慌、胸闷者。

⑧反复出现脉搏不齐,不明原因心跳过速或过缓者。

(3)冠心病应与心肌炎、心包炎、胸膜炎等进行鉴别(表 1-2)。

表 1-2　冠心病与心肌炎、心包炎、胸膜炎的鉴别诊断

疾病	疾病特点	临床过程	其他
心肌炎	心肌中有局限性或弥漫性的急性、亚急性或慢性的炎性病变	病情轻重不同,表现差异很大,病人可有发热、疲乏、多汗、心慌、气急、心前区闷痛等	检查可见期前收缩、传导阻滞等心律失常。天门冬氨酸氨基转移酶(谷草转氨酶)、肌酸磷酸激酶增高,血沉增快。心电图、X 线检查有助于诊断
心包炎	心包的炎性病变,可分为急性心包炎、慢性心包炎、缩窄性心包炎,心包渗出大量积液时可发生急性心脏填塞症状	患者可有发热、盗汗、咳嗽、咽痛,或呕吐、腹泻、胸痛、呼吸困难、发绀、面色苍白,甚至休克	心电图、X 线检查有助于诊断
胸膜炎	胸膜的炎症,由多种病因引起,有干性、渗出性、结核性等	常有发热、消瘦、疲乏、食欲不振等全身症状	胸部检查和 X 线检查有助于诊断

【治疗】

1. 药物治疗

(1)硝酸酯类　如硝酸甘油,硝酸异山梨酯(消心痛),单硝酸异山梨酯(欣康),硝苯地平缓释片(长效心痛定)。

(2)他汀类降血脂药 如阿托伐他汀钙(立普妥),辛伐他汀(舒降之),洛伐他汀,可延缓或阻止动脉硬化进展。

(3)抗血小板制剂 阿司匹林每日 100～300 mg,终生服用。过敏时可服用噻氯匹定(抵克立得)或硫酸氢氯吡格雷(波立维)。

(4)β受体阻断剂 常用的有美托洛尔(倍他乐克),阿替洛尔,比索洛尔。

(5)钙通道阻滞剂 冠状动脉痉挛的病人首选,如地尔硫卓(合心爽),硝苯地平控释片(拜新同)。

2.手术治疗、介入治疗、运动锻炼疗法

谨慎安排进度适宜的运动锻炼有助于促进侧支循环的发展,提高体力活动的耐受量而改善症状。

【注意事项】

(1)预防重于治疗:如高血压、高脂血症、糖尿病等应及早治疗。

(2)调整环境,学习放松心情,维持愉快平稳的心情。

(3)均衡的饮食习惯及适当的热量控制(勿暴饮暴食):以低盐、低胆固醇、低脂肪及高纤维饮食为主。

(4)维持正常的排泄习惯,避免便秘(避免闭气用力解便)。

(5)维持理想体重。

(6)禁烟并拒抽二手烟。

(7)含酒精、咖啡因等刺激性饮料,勿过量饮用。

(8)需随身携带"硝化甘油药片"及小卡片(注明:紧急联络人、姓名、电话、疾病),胸闷、胸痛时立即舌下含服药片,当服药无效或发病时勿惊慌,应安静休息。

(9)定期返院复查,并按时正确服用药物。

二、心绞痛

【定义】心绞痛是冠状动脉供血不足,心肌急剧的、暂时缺血与缺氧所引起的临床综合征。

【临床表现】心绞痛表现为胸骨或其邻近压榨紧缩、压迫窒息、沉重闷胀性疼痛,有时可位于左肩或左臂,偶尔也可伴于右臂、下颌、下颈椎、上胸椎、左肩胛骨间或肩胛骨上区,然而位于左腋下或左胸下者很少。疼痛或不适感开始时较轻,逐渐增剧,然后逐渐消失,很少为体位改变或深呼吸所影响。持续时间一般 1~15 min,多数 3~5 min,偶有达 30 min 的(中间综合征除外),体力劳累、情绪激动、暴露于寒冷环境、进食冷饮、身体其他部位的疼痛,以及恐怖、紧张、发怒、烦恼等情绪变化,都可诱发。

【诊断与鉴别诊断】

(1)根据心绞痛的发作特点和体征,含用硝酸甘油后缓解,结合年龄和存在冠心病危险因素,除外其他原因所致的心绞痛,一般可建立诊断。

(2)心绞痛应与心脏神经官能症、急性心肌梗死、X 综合征、肋间神经痛等进行鉴别(表 1-3)。

表 1-3　心绞痛的鉴别诊断

疾病	疾病特点	临床特点	其他
心绞痛	冠脉痉挛或狭窄所致心肌缺血	胸骨或其邻近压榨紧缩感,压迫窒息感,沉重闷胀性疼痛	劳累、情绪激动、暴露于寒冷环境、进食冷饮、身体其他部位疼痛等可诱发
急性心肌梗死	冠脉狭窄所致心肌缺血坏死	本病疼痛部位与心绞痛相仿,但性质更剧烈,持续时间可达数小时,常伴有休克、心律失常及心力衰竭,并有发热,含用硝酸甘油多不能使之缓解	心电图中面向梗死部位的导联 ST 段抬高,并有异常 Q 波。实验室检查示白细胞计数及血清学检查示肌酸磷酸激酶、门冬氨酸转氨酶、乳酸脱氢酶、肌红蛋白、肌凝蛋白轻链等增高,红细胞沉降率增快

续　表

疾病	疾病特点	临床特点	其他
X综合征	为小冠状动脉舒缩功能障碍所致	以反复发作劳累性心绞痛为主要表现,疼痛亦可在休息时发生,治疗反应不稳定而预后良好,与冠心病心绞痛不同	发作时或负荷后心电图可示心肌缺血、核素心肌灌注可示缺损、超声心动图可示节段性室壁运动异常,冠状动脉造影阴性,左心室无肥厚表现
肋间神经痛	神经性疼痛疾病	本病疼痛常累及1~2个肋间,但并不一定局限在前胸,为刺痛或灼痛,多为持续性而非发作性,咳嗽、用力呼吸和身体转动可使疼痛加剧,沿神经行径处有压痛,手臂上举活动时局部有牵拉疼痛,故与心绞痛不同	咳嗽、深呼吸或打喷嚏往往使疼痛加重。查体可有胸椎棘突、棘突间或椎旁压痛和叩痛,少数患者沿肋间有压痛,受累神经支配区可有感觉异常。其疼痛性质多为刺痛或灼痛,有沿肋间神经放射的特点

【治疗】

1. 休息

发作时立刻休息,一般病人在停止活动后症状即可消除。

2. 药物治疗

较重的发作,可使用作用快的硝酸酯制剂。这类药物除扩张冠状动脉,降低其阻力,增加其血流量外,还通过对周围血管的扩张作用,减少静脉回心血量,降低心室容量、心腔内压、心排血量和血压,减低心脏前后负荷和心肌的需氧,从而缓解心绞痛。

（1）硝酸甘油　可用0.3~0.6 mg片剂,置于舌下含化,使迅速为唾液所溶解而吸收,1~2 min即开始起作用,约0.5 h后作用消失。

（2）二硝酸异山梨醇（消心痛）　可用5~10 mg,舌下含化,2~5 min见效,作用维持2~3 h。或用喷雾剂喷入口腔,每次1.25 mg,1 min见效。

（3）亚硝酸异戊酯　为极易气化的液体,盛于小安瓿内,每安瓿 0.2 mL,用时以手帕包裹敲碎,立即盖于鼻部吸入。作用快而短,约 10～15 s 内开始,几分钟即消失。本药作用与硝酸甘油相同,其降低血压的作用更明显,宜慎用。同类制剂还有亚硝酸辛酯。

3.缓解期的治疗

宜尽量避免各种确知足以诱致发作的因素。调节饮食,特别是一次进食不应过饱;禁绝烟酒。调整日常生活与工作量;减轻精神负担;保持适当的体力活动,但以不致发生疼痛症状为度;一般不需卧床休息。在初次发作(初发型)或发作加多、加重(恶化型),或卧位型、变异型、中间综合征、梗死后心绞痛等,疑为心肌梗死前兆的病人,应予休息一段时间。

【注意事项】①注意休息,合理安排运动。②随身携带硝酸甘油片。③调节血脂、血压、血糖。④注意饮食,低盐、低脂。

第三节　心肌梗死

【定义】心肌梗死是冠状动脉闭塞,血流中断,使部分心肌因严重的持久性缺血而发生局部坏死。临床上有剧烈而较持久的胸骨后疼痛、发热、白细胞增多、红细胞沉降率加快、血清心肌酶活力增高及进行性心电图变化,可发生心律失常、休克或心力衰竭。

【临床表现】疼痛最先出现,多发生于清晨,疼痛部位和性质与心绞痛相同,但程度重,持续时间长,可达数小时或更长,休息或硝酸甘油不能缓解。患者常烦躁不安、出汗、恐惧,可伴濒死感,少数患者无疼痛,一开始就表现为休克或急性心衰。部分患者疼痛位于上腹部,易被误诊;有发热、心动过速、白细胞增高和血沉增快等全身症状。发热多在疼痛发生后 24～48 h 后出现,体温多在 38 ℃左右,持续约一周;疼痛剧烈时常伴有恶心、呕吐和上腹胀痛等胃肠道症状,肠胀气亦不少见,重症者有呃逆;心律失常多发生在起病 1～2 d,而以 24 h 内最多见。以室性心律失常最多,尤其是室性前期收缩。室颤是心梗早期,特别是入院前的主要死亡原因。房室和束支传导阻滞亦较多;低血压和休克多在起病后数小时至数日内发生,主要为心源性;心力衰竭主要是急性左心衰竭,可在起病最初几天发生。

【诊断与鉴别诊断】

(1)必须至少具备以下3条标准中的2条:①缺血性胸痛的临床病史。②心电图的动态演变。③心肌坏死的血清标志物浓度的动态改变。

(2)心肌梗死应与心包炎、心绞痛、急性肺动脉栓塞、急腹症、主动脉夹层分离等进行鉴别诊断。

【治疗】

1.入院前的处理

急性心肌梗死病人约2/3在被送到医院之前已经死亡,因此,缩短起病至住院间的一段时间,并在这期间进行积极的治疗,对挽救这部分病人的生命,有重要意义。对病情严重的病人,发病后宜就地进行抢救,待病人情况稳定容许转送时,才转送医院继续治疗。转送病人的救护车上,宜配备监护设备,以便在转送途中亦能继续监护病情的变化,及时予以处理。

2.监护和一般治疗

(1)休息　病人应卧床休息。在"冠心病监护室",保持环境安静,减少探视,防止不良刺激。

(2)吸氧　最初2~3 d内,间断或持续地通过鼻管或面罩吸氧。

(3)监测措施　进行心电图、血压和呼吸的监测,必要时还监测血流动力学变化5~7 d。密切观察病情,为适时作出治疗措施提供客观的依据。监测人员必须以极端负责的精神进行工作,既不放过任何有意义的变化,又要保证病人安静和休息。

3.缓解疼痛

用哌替啶50~100 mg肌内注射或吗啡5~10 mg皮下注射,每4~6h可重复应用0.03~0.06 g肌内注射或口服。亦可试用硝酸甘油0.3 mg或二硝酸异山梨醇5~10 mg舌下含服,用硝酸甘油1 mg溶于5%葡萄糖注射液100 mL中静脉滴注10

~50 μg/ min,或二硝酸异山梨醇 10 mg 溶于 5% 葡萄糖注射液 100 mL 中静脉滴注 30~100 μg/ min,但均要注意监测血压变化。中药可用苏冰滴丸、苏合香丸、冠心苏合丸或宽胸丸,含服或口服,或复方丹参注射液 2~4 mL 加入 50% 葡萄糖注射液 40 mL 中静脉注射,或 8~16 mL 加入 50% 葡萄糖注射液或低分子右旋糖酐注射液 500 mL 静脉滴注。β 受体阻断剂如美托洛尔(15 mg,静脉注射,然后口服 50 mg,4 次/日,2 d 后改为 100 mg,2 次/日,连服 3 个月)、普萘洛尔、阿替洛尔、噻吗洛尔等对血压较高、心率较快的前壁梗死病人有止痛效果且能改善预后,但要密切注意血压、心率和心功能。

4.再灌注心肌

应尽早应用溶解冠状动脉内血栓的药物以恢复心肌灌注,挽救濒死的心肌或缩小心肌梗死的范围,保护心室功能,并消除疼痛。适用于:①发病≤6 h;②相邻两个或以上导联 ST 段抬高≥0.2 mV;③年龄≤70 岁,而无近期活动性出血、中风、出血倾向、糖尿病视网膜病变、严重高血压和严重肝肾功能障碍等禁忌证者。

第四节　心律失常

一、窦性心动过速

【定义】窦性心动过速是指成人窦房结冲动形成的速率超过 100 次/分,速率常在 101~160 次/分之间。窦性心动过速开始和终止时,其心率逐渐增快和减慢。窦性心动过速是常见的心律失常。

【临床表现】本病无特殊的症状,常是由于其他疾病所引起,其临床症状与心率增快影响血流动力学障碍的程度有关,与基础心脏状态亦有关,当心率轻度增快时,心排血量增大,心脏工作效率增加,患者可无任何症状。当心率过快时,患者可出现心悸、气短、胸闷、烦躁等症状,甚至可出现胸痛。症状的个体差异也较大。通常从休息状态下心率 70 次/分左右增加至 2.5 倍左右(180 次/分),心脏的工作效率最大;当超过 180 次/分时,则心脏工作效率明显降低,不能满足机体的需要,这是因为心率>180次/分时心肌耗氧量明显增加,冠状动脉血流量减少(有冠心病者更加明显),舒张末期缩短,心室充盈减少,每搏心排出量减少等所致。

体征:心率增快至100~150次/分,少数人可达160~180次/分。生理性者大多为一过性;系器质性心脏病所致者,则心动过速持续较久。心尖搏动有力,心音增强,颈动脉搏动明显。

【诊断】诊断只能依靠心电图检查,心电图的特征如下。

(1)P波有规律的发生　心动过速发作时的P波形态与正常窦性心律的P波形态、时限、振幅完全相同。

(2)P波频率　大于100次/分,多在130次/分左右。

(3)P-R间期　大于0.12 s。

(4)P-P间期　窦性心动过速开始时可逐渐缩短,终止时逐渐减慢至原有时限。窦性动过速时PP间距短于0.6s,窦性心律不齐时最长与最短的P-P间距之差达0.12s以上。

(5)有引起心动过速的原因。

【并发症】本病常由其他疾病所引起,故其并发症与病因有关,常见的并发症有相应的急性肺水肿、心衰、心源性休克等危重症状。如心动过速持续时间长,心率过快或有心脏病的基础者可出现头晕、晕厥、黑矇等症状。

【治疗】窦性心动过速一般不需特殊治疗,主要是针对病因进行处理。如病人心悸等症状明显,可选用。

1.利血平

0.125~0.25 mg,口服,2~3次/日。

2.普萘洛尔

5~10 mg 口服,3次/日。

3.维拉帕米

40~80 mg,口服,3次/日。

此外,尚可配合应用镇静药物。

【预防】①避免去刺激过强的娱乐场所,消除精神紧张诱因,积极治疗原发病。②戒烟酒,生活要规律,合理膳食。③适当户外锻炼,工作勿过劳累。④预防感冒。

药物治疗的适应证包括那些发作频繁,影响正常生活或症状严重而又不愿或不能接受导管射频消融治疗的患者。对于偶发、发作短暂或者症状轻的患者可不必用药物治疗,或者在心动过速发作需要时给予药物治疗。要避免精神紧张和过度劳累,做到生活规律、起居有常、精神乐观、情绪稳定均可减少本病的复发。忌食辛辣、刺激性食物;戒烟酒、咖啡;饮食宜清淡。

二、窦性心动过缓

【定义】窦性心动过缓是窦房结自律性降低所致的窦性心律失常,其频率在60次/分以下。

【临床表现和诊断】多数窦性心动过缓,尤其是神经性因素(迷走神经张力增高)所致者心率在40~60次/分,由于血流动力学改变不大,所以可无症状,也无重要的临床意义。当心率持续而显著减慢,心脏的每搏输出量又不能增大时,每分钟的心排血量即减少,冠状动脉、脑动脉及肾动脉的血流量减少,可表现气短、疲劳、头晕、胸闷等症状 严重 可 现晕厥,冠心病患者 可出现心绞痛。这多见于器质性心脏病,尤其是急 性 及 儿根 患者容易发生。

①窦性P波 频率 60次/分,一般不低于40次/分 24h动态心电图窦性心搏<8万次。②P-R间期 0.1~0.2s。③QRS波正常。

【鉴别诊断】

1.二度窦房阻滞

当发生2∶1、3∶1窦房阻滞时,心率很慢,类似窦性心动过缓。两者可依据下列方法鉴别,经阿托品注射或体力活动后(可做蹲下、起来运动),窦性心动过缓者的窦性心率可逐渐加快,其增快的心率与原有心率不成倍数关系;而窦房阻滞者心率可突然增加一倍或成倍增加,窦房阻滞消失。

2.未下传的房性期前收缩二联律

未下传的房性期前收缩P′波,一般是较易识别的。当P′波重叠于T波上不易分辨时,可被误认为窦性心动过缓。其鉴别点为:①仔细观察可发现 T、P 混合波与其他 T 波的形态是不同的。②可从 T 波低平的导联上寻找未下传的 P′波。③心电图描记时可加大电压(增益):走纸速度增至 50～100 ms,重叠于 T 波的 P′波可显露。

3. 2∶1 房室传导阻滞

2∶1 房室传导阻滞时,由于未下传的 P 波可重叠于 T 波中,T 波形态发生增宽、变尖、切迹、倒置、双向等变化,或者误为此 P 波为 u 波而被忽略,而误认为窦性心动过缓。其鉴别点为:①仔细观察可发现 T、P 混合波与其他 T 波的形态是不同的。②心电图描记时可加大电压(增益),走纸速度增至 50～100 ms,重叠于 T 波的 P 波可显露。③注射阿托品或改变心率后,则重叠于 T 波中的 P 波可显露,并可与 u 波相区别。

4. 房性逸搏心律

房性逸搏心律较少见,其 P′波形态与窦性心律的 P 波明显不同,但如果房性逸搏点位置接近窦房结时,则其 P′波与窦性 P 波在形态上不易区别。其鉴别点为:①房性逸搏心律通常持续时间不长,运动或注射阿托品可使窦性心率加快、房性逸搏心律消失。②房性逸搏心律规则,而窦性心动过缓常伴有窦性心律不齐。

【治疗】窦性心动过缓本身一般不需处理,主要是针对病因进行治疗。若病人头晕等症状明显,且伴心绞痛、心功能不全或中枢神经系统功能障碍,且心率低于 40 次/分时,可用阿托品或含服异丙肾上腺素以提高心率。

1. 阿托品

0. 3～0. 6 mg,口服,3～4 次/日。或 1～2 mg 静脉注射。

2. 异丙肾上腺素

2. 5～10 mg 含化,3～4 次/日。或者 1 mg 加入 10%葡萄糖注射液 500 mL 中静脉滴注。

发生在急性心肌梗死早期的显著窦性心动过缓,此时可能促发心室颤动。此时的心动过缓在急性心肌梗死所并发的心律失常中,仅次于室性过早搏动。后下壁梗死时的发生率比前壁梗死时大3倍。窦性心动过缓最可能出现于梗死发作后的最初数小时内(其发生率为40%)。

因此,对急性心肌梗死早期所发生的窦性心动过缓应予及时处理。药物治疗上可选用阿托品静脉注射及异丙肾上腺素缓慢静脉滴注。

【并发症】心动过缓心室率过于缓慢同时有器质性心脏病基础时,可出现头晕、晕厥、心绞痛等并发症。

【预防】本病是由血压长期升高导致心脏后负荷过重所诱发的心脏损害。长期系统的降压治疗能预防本病的发生、发展。长期、正规的抗高血压治疗能使肥大的心脏的损害程度改善,甚至完全恢复正常形态。单纯强调降压目的、忽视心脏保护的治疗方案是不全面和不科学的。

三、房性心动过速

【定义】房性心动过速简称房速。根据发生机制与心电图表现的不同,可分为自律性房性心动过速、折返性房性心动过速与混乱性房性心动过速三种。

【临床表现和诊断】

1. 异常自律性房性心动过速

①心动过速的P波形态、心房激动顺序不同于窦性心律;②心房刺激不能诱发、拖带和终止心动过速,但是可以被超速起搏所抑制;③心动过速发作与终止时可出现温醒与冷却现象;④药物性房性心动过速;⑤房内传导或房室结传导延缓,甚至房室结传导阻滞不影响心动过速的存在;⑥刺激迷走神经和静脉注射腺苷不能终止心动过速。

2. 房内折返性房性心动过速

①心动过速的P波形态和心房激动顺序不同于窦性心律;②心房程序刺激和分级刺激能诱发和终止心动过速;③出现房室结传导阻滞不影响心动过速的存在;④部分心动过速能被刺激迷走神经方法和静脉注射腺苷所终止;⑤心房心内膜标测及起搏可判断折返环的部位、激动方向与顺序。

3.触发活动引起房性心动过速

①心动过速的 P 波形态和心房激动顺序不同于窦性心律;②心房程序刺激和分级刺激能诱发心动过速,且不依赖于房内传导和房室结传导的延缓;③起搏周长、期前刺激的配对间期直接与房速开始的间期和心动过速开始的周长有关,具有刺激周长依赖的特点;④心动过速发生前,单相动作电位上有明显的延迟后除极波;⑤心房刺激能终止或超速抑制心动过速;⑥部分心动过速能被刺激迷走神经方法和静脉注射腺苷所终止。

【鉴别诊断】应与室性心动过速相鉴别。

【并发症】①房性心动过速伴房室传导阻滞。②自律性房性心动过速,可并发房颤、室颤等病症,严重可导致死亡。

【治疗】

1.自律性房速

(1)洋地黄引起者 ①立即停用洋地黄;②如血清钾不升高,首选氯化钾口服或静脉滴注氯化钾,同时进行心电图监测,以避免出现高血钾;③已有高血钾或不以氯化钾者,可选用普萘洛尔、苯妥英、普鲁卡因胺与奎尼丁。心室率不快者,仅需停用洋地黄。

(2)非洋地黄引起者 ①口服或静脉注射洋地黄;②如未能转复窦性心律,可应用奎尼丁、丙吡胺、普鲁卡因胺、普罗帕酮或胺碘酮。

2.折返性房速

①心电图:P 波与窦性不同,P-R 间期延长;②治疗参照阵发性室上速。

3.紊乱性房性心动过速

亦称多源性房速,常见于慢性阻塞型肺病、充血性心力衰竭、洋地黄中毒、低血钾。心电图:①三种以上 P 波,P-R 间期各不同;②心房率100~130 次/分钟;③多数 P 波能下传心室,部分 P 波过早而受阻,心室律不规则。

治疗针对原发病。维拉帕米和胺碘酮可能有效。补钾补镁可抑制发作。

四、房性期前收缩

【定义】房性期前收缩即房性过早搏动,又称房性早搏、房早。它是起源于心房异位提前的心脏搏动,非常普遍。

【临床表现】主要表现为心悸、心脏"停跳"感,期前收缩次数过多时自觉"心跳很乱",可有胸闷、心前区不适、头昏、乏力、摸脉有间歇等。也有无症状者。可能因期前收缩持续时间较久,患者已适应。此外,期前收缩的症状与患者的精神状态有密切关系,不少患者的很多症状是由于对期前收缩不正确的理解和恐惧、焦虑等情绪所致。通常根据患者的临床表现、体征和心电图的特征明确诊断多无困难。

房性期前收缩并发症:频发和持久的房性期前收缩,特别是多源性或成对房性期前收缩的配对指数<0.5时,常可引发心房颤动或房性心动过速。

【鉴别诊断】

1. 房性期前收缩与房室交接区性期前收缩的鉴别

前者的P'波直立,后者的P'波呈逆行性。心房下部的房性期前收缩P'波可为逆行性,但P'-R间期>0.12 s,而交接区性期前收缩P'-R间期<0.12 s。

2. 未下传房性期前收缩呈二联律与2:1房室传导阻滞的鉴别

当未下传房性期前收缩的P'波与前一心搏的ST段或T波相重叠时,易误诊为2:1房室传导阻滞。但房性期前收缩的P波形态与窦性P波不同,传导阻滞后阻滞可加重,而房性期前收缩可消失。如既往和现在的心电图上P-R间期延长,则提示为2:1房室传导阻滞。

3. 房性期前收缩伴室内差异性传导与室性期前收缩的鉴别

可根据两者的QRS波不同作鉴别。

4. 房性期前收缩与窦性期前收缩的鉴别

窦性期前收缩形态与窦性心律的P波相同,而房性期前收缩的P'波与窦性心律的P波略有不同。如果房性期前收缩起源于窦房结附近,则两者不易区别。

5.房性期前收缩二联律与二度Ⅰ型窦房阻滞呈 3∶2 传导鉴别

两者均呈一长一短的 P-QRS-T 波群,故鉴别有困难。但如两种 P 波形态有明显不同,则支持房性期前收缩二联律的诊断。如果 P 波形态无明显不同则支持二度Ⅰ型呈 3∶2 窦房阻滞。

6.房性期前收缩未下传与窦性停搏的鉴别

两者均可出现 1 个短于 2 个窦性心搏的长 P-P 间期。此时应仔细寻找重叠在前一心搏的 T 波上的 P′波。可使 T 波发生错折、切迹等不同于其他基本心律的 T 波。通常鉴别不困难。

【治疗】房性期前收缩如发生在健康人或无明显其他症状的人群,一般不需要特殊治疗。有些有特定病因者,如甲状腺功能亢进、肺部疾病缺氧所致的房性期前收缩、洋地黄中毒、电解质紊乱者,应积极针对病因治疗。对器质性心脏病患者,其治疗应同时针对心脏病本身,如改善冠心病患者冠状动脉供血,对风湿活动者进行抗风湿治疗,对心力衰竭患者进行相应的治疗等,当心脏情况好转或痊愈后房性期前收缩常可减少或消失。

在病因治疗的同时,应消除各种诱发因素,适当镇静是消除期前收缩的一个良好方法,可适当选用地西泮等镇静药。

部分患者虽无明显心脏病,但有明显症状(如心悸等)影响工作、休息的房性期前收缩,以及有可能引起心房颤动、心房扑动、阵发性房性心动过速和其他阵发性室上性心动过速等的频发而持久的房性期前收缩,多源、成对房性期前收缩等,以及风湿性心脏病二尖瓣病变者、冠心病、甲状腺功能亢进性心脏病等器质性心脏病患者伴发房性期前收缩者可选用下列药物治疗。

(1)β 受体阻断药　常为首选药物:①阿替洛尔(氨酰心安):每次 12.5~25 mg,1~2 次/日;老年人宜从小剂量开始 12.5 mg,1 次/日。然后剂量逐渐加大到每天 50~100 mg。房性期前收缩被控制或心率降至 50~55 次/分或运动后心率无明显加快,即为达到定量的标志。当患有急性左心衰竭、急性肺水肿、心率缓慢或房室传导阻滞、慢性支气管炎、支气管哮喘、雷诺现象、糖尿病等不宜使用。②美托洛尔(甲氧乙心胺、倍他乐克):每次 12.5~25 mg,1~3 次/日,逐渐增加剂量,维持量可达 100~300 mg/日。β 受体阻断药需停用时,应逐渐减量后再停用,不能突然停用。

(2)钙离子拮抗药　对房性期前收缩也有明显疗效:①维拉帕米(异搏定):每次 40~80 mg,3~4 次/日。不良反应有低血压、房室传导阻滞、严重窦性心动过缓,甚至窦性停搏等,应密切观察。心力衰竭、休克、房室传导阻滞及病态窦房结综合征患者禁用。②地尔硫卓(硫氮䓬酮):每次 30~60 mg,3~4 次/日。钙离子拮抗药不宜与洋地黄合用,因为其可显著提高洋地黄血中浓度,易导致洋地黄中毒。

(3)普罗帕酮(心律平)　每次 100~150 mg,3 次/日。

(4)莫雷西嗪(乙吗噻嗪)　每次 0.1~0.3 g,3 次/日。维持量每次 0.1~0.3 g,每 12 小时 1 次。

(5)胺碘酮　每次 0.2g,3 次/日,2 周有效后改为每天 0.1~0.2 g 维持量。注意勤查 T_3、T_4 以排除药物性甲亢。口服胺碘酮起效慢,不良反应较多,仅用于上述药物疗效不佳或症状明显患者。

(6)苯妥英钠　对因洋地黄毒性反应所致的房性或室性期前收缩均有效。也可用于其他原因引发的房性或室性期前收缩。对明显心衰或肾功能衰竭而不宜服用氯化钾伴有房性期前收缩者,可用苯妥英钠。苯妥英钠能增强心肌收缩力,对房或心室内传导功能的影响小。每次 100 mg,3~4 次/日。

(7)洋地黄　适用于伴有心力衰竭引起的房性期前收缩者,首选洋地黄治疗房性期前收缩,特别是心力衰竭引起的房性期前收缩,用洋地黄后房性期前收缩减少或消失。地高辛每次 0.25 mg,1~2 次/日,连服 2~3 日,再改为维持量 0.125~0.25 mg,1 次/日。

【预后】通常房性期前收缩患者的预后好。当去除病因、应用有效的抗心律失常药,可使房性期前收缩减少或消失。当原发的心脏病较重时,或伴有心房扩大、增厚、房内压增高等时,可促使房性期前收缩发展为房性心动过速、心房扑动及心房颤动,对血流动力学有明显的影响,可影响左心室的收缩和舒张功能,诱发心力衰竭。此外,阵发性室上性心动过速的四种类型(如窦房结折返性心动过速、心房内折返性心动过速、房室结折返性心动过速、房室折返性心动过速)均可被房性期前前收缩诱发及终止发作。

【预防】对房性期前收缩的出现首先要判定是生理性的还是病理性的。如果为生理性的情况,可消除各种诱因,如精神紧张、情绪激动、吸烟、饮酒、过度疲劳、焦虑、消化不良等。应避免过量服用咖啡或浓茶等。必要时可服用适量的镇静药。

如为病理的情况,特别是有器质性病变,如甲亢、肺部疾病缺氧所致的房性期前收缩、洋地黄中毒、电解质紊乱等引起者,应积极治疗原发病。对器质性心脏病患者,其治疗应同时针对心脏病本身,如冠心病应改善冠状动脉供血,风湿活动患者抗风湿治疗,心力衰竭的治疗等,当心脏情况好转或痊愈后房性期前收缩常可减少或消失。

五、心房扑动

【定义】心房扑动是指快速、规则的心房电活动。在心电图上表现为大小相等、频率快而规则(心房率一般在 240~340 次/分)、无等电位线的心房扑动波。

【临床表现】

1. 发作特点

心房扑动大多数为阵发性,常突然发作、突然终止,每次发作可持续数秒、数小时、数天。若持续时间超过 2 周即为持续性发作,又称慢性心房扑动 个别病例有达数年者。心房扑动也可由心房颤动转变而来。心房扑动如为持续性者,则大多变为慢性(永久性)心房颤动。阵发性心房扑动也有部分可转为慢性心房颤动。

2. 症状

有无症状取决于是否存在基础心脏病和心室率的变化。心室率的快慢与心房扑动的房室传导比例有关,当房室传导为 3:1 与 4:1 时,心房扑动的心室率接近正常值,对血流动力学影响较小,症状可无或轻,仅有轻微的心悸、胸闷等;当房室传导为 2:1 甚至达 1:1 时,心室率可超过 150~300 次/分,血流动力学可明显受累,患者可出现心悸、胸闷、头晕、眩晕、精神不安、恐惧、呼吸困难等,并可诱发心绞痛或脑动脉供血不足。特别是老年患者,尤其是在初发时以及原有心脏病较严重者心室率增快更明显,并可诱发或加重心力衰竭。

3. 体格检查

(1)心室率常在 150 次/分左右(2:1 房室传导),心律齐;当呈 1:1 传导时心室率更快,心律齐;当呈 3:1 或 4:1 传导,心室率正常,心律齐;但当呈 3:1、4:1 或 5:1、6:1 等传导交替出现时,则心率虽不快,但节律不齐。此时听诊第一心音强弱不等、间隔不一,应与心房颤动鉴别。

(2)颈静脉搏动快而浅,其频率与心室率不一致,超过心室率。

(3)运动可加速心房扑动的房室传导比例,如由 4:1 变为 2:1 传导,心室率可增快并可成倍增加。当停止运动后,心室率又可逐渐恢复到原来的心率值。

(4)压迫颈动脉窦可抑制心房扑动的房室传导比例,使 2:1 变为 3:1 或 4:1 等,心室率变慢。当出现房室传导不同比例时,心律可不齐。停止压迫颈动脉窦后即可恢复原来的心率。根据病史、症状、体征及心电图表现可明确诊断。

【鉴别诊断】

1. 心房扑动与阵发性房性心动过速的鉴别

心房扑动的心房率多为 250~350 次/分,而阵发性房性心动过速的心房率为 ＿＿＿＿＿＿＿＿有 F 波在 Ⅱ、Ⅲ、aVF 导联清楚、F 波之间无等电位线,＿＿＿＿＿＿心室率＿成倍减少或变成不规则(传导比例不同),而 F ＿＿＿＿＿性房性＿动过速 P′ 波之间有等电位线、心室率较快、刺＿＿＿＿＿＿＿终止＿发作或无效。

＿＿＿＿＿＿动过速的鉴别

通常两者鉴别不困难,但在下列两种情况时,应注意鉴别。

(1)心房扑动合并室性心动过速此时 QRS 波群增宽,心室率快,容易将心房扑动的 F 波淹没而漏诊。此时,除非加做食管导联,否则凭借一般导联不能做出鉴别,但幸而少见。

(2)心房扑动心室率快并伴有室内差异性传导 QRS 波群也增宽,很易被误认为室性心动过速。如能通过减慢心室率的方法(如压迫颈动脉窦)减慢心室率,QRS 波变窄时,才能加以区别。

【治疗】心房扑动的治疗主要分为以下两方面。

1. 病因治疗

由于心房扑动大多系器质性心脏病所致。因此,治疗原发病很重要。有时当原发病未能纠正,心房扑动虽用药物控制但很易反复发作。

2. 对心房扑动的治疗

心房扑动时心室率常增快,尤以活动时更明显,这对原发病患者影响较大。故原则上除了对极短阵发作的心房扑动且无器质性心脏病依据的患者可以观察外,对其他患者均应及时纠正,使心房扑动转为窦性心律,即使心室率下降。阵发性或持续性心房扑动的治疗目的有以下几个方面:①终止发作:a. 直流电转复;b. 食管心房调搏术;c. 抗心律失常药:胺碘酮、普罗帕酮(心律平)等。②维持治疗:当药物或电转复为窦性心律时,需服胺碘酮、普罗帕酮等药物以维持疗效。③采用导管射频消融术或外科手术可达根治目的。

六、心房颤动

【定义】心房颤动(Af)简称房颤,是最常见的心律失常之一,是由心房主导折返环引起许多小折返环导致的房律紊乱。

【临床表现】

1. 阵发性心房颤动的临床特点

(1)男性患者多见:常无器质性心脏病。

(2)阵发性心房颤动可频繁发作,动态心电图可见发作持续数秒到几个小时不等。

(3)常伴有频发房性期前收缩,房性期前收缩可诱发心房颤动。

(4)房性期前收缩的联律间期多数<500 ms,常有 P-on-T 现象,并诱发短阵心房颤动。

(5)激动、运动等交感神经兴奋时可诱发心房颤动发作。

(6)年龄较轻的局灶起源性心房颤动患者心房颤动发作次数相对少。心房常不大,多数为一支肺静脉受累。

(7)阵发性心房颤动发作时,如频率不快,可无明显症状。如心率快,患者诉心悸、心慌、胸闷、气短、心脏乱跳、烦躁、乏力等。听诊心律不齐、心音强弱不等、快慢不一及脉搏短绌、多尿等。如心室率过快还可引起血压降低甚至晕厥。

2.持续性及慢性心房颤动的临床特点

(1)持续性(或慢性)心房颤动的症状与基础心脏病有关,也与心室率快慢有关。可有心悸、气短、胸闷、乏力,尤其在体力活动后心室率明显增加,并可出现晕厥,尤其是老年患者,由于脑缺氧及迷走神经亢进所致。

(2)心律不规则。第一心音强弱不均、间隔不一。未经治疗的心房颤动心室率一般在 80~150 次/分,很少超过 170 次/分。心率>100 次/分,称快速性心房颤动;>180 次/分称极速性心房颤动。有脉搏短绌。

(3)可诱发心力衰竭或使原有心力衰竭或基础心脏病加重,特别是当心室率超过 150 次/分时,可加重心肌缺血症状或诱发心绞痛。

(4)血栓形成易感性增强,因而易发生栓塞并发症。心房颤动持续 3 天以上者,心房内即可有血栓形成。年龄大、有器质性心脏病、左心房内径增大、血浆纤维

【鉴别诊断】

1.心房颤动伴室内差异性传导与室性期前收缩的鉴别

室性期前收缩的特点为:①V_1 导联 QRS 波呈单向或双向型,V_6 呈 QS 或 rS 型;②以左束支阻滞多见;③有固定的联律间期,后有完全性代偿间歇;④畸形 QRS 波的起始向量与正常下传者不同。

2.心房颤动伴室内差异性传导与室性心动过速的鉴别

①前者的节律大多绝对不规则:心率极快时才基本规则,而后者基本规则(RR

间期相差仅在 0.02~0.04 s)或绝对规则;②前者 QRS 时限多为 0.12~0.14 s,易变性大;而后者 QRS 时限可大于 0.14 s,如>0.16 s 则肯定为室性心动过速,此外易变性小;③前者无联律间期也无代偿间歇,后者有联律间期并固定,发作终止后有代偿间歇;④前者无室性融合波而后者有;⑤V_1~V_6 导联 QRS 波方向一致,都向上或都向下,高度提示室性心动过速;⑥如出现连续畸形 QRS 波时,如电轴发生方向性改变者。多为室性心动过速(扭转型室性心动过速)。

3. 预激综合征合并心房颤动与室性心动过速的鉴别

室性心动过速的特点是:①心室率在 140~200 次/分,大于 180 次/分者少见;②心室节律可稍有不齐或完全整齐,R-R 间期相差仅 0.02~0.04 s;③QRS 波很少呈右束支阻滞图形,无预激波;④可见到心室夺获,有室性融合波;⑤室性心动过速发作前后的心电图可呈现同一形态的室性期前收缩。

预激综合征伴心房颤动的特点是:①心室率多在 180~240 次/分;②心室节律绝不规则,R-R 间期相差可大于 0.03~0.10 s;③QRS 波宽大畸形,但起始部可见到预激波;④无心室夺获故无室性融合波;⑤发作前后,心电图可见到预激综合征的图形。

4. 心房颤动与房室交接区性心律的鉴别

在某些情况下,心房颤动的 f 波非常细小,以致常规心电图上不能明显地显示出来,此时容易误诊为房室交接区性心动过速。但心房颤动时心室律是绝对不规则的(伴二度房室传导阻滞除外);而房室交接区性心律是绝对匀齐的。此外,如能加大增益 f 波可能会出现。如能在特殊导联(如食管导联)描记到 f 波。即可确诊为心房颤动。

【治疗】

1. 心房颤动的治疗原则

①消除易患因素;②转复和维持窦性心律;③预防复发;④控制心室率;⑤预防栓塞并发症。

2. 心房颤动的药物治疗对策

(1)无器质性心脏病的阵发性心房颤动及有器质性心脏病(但非冠心病亦不

伴左心室肥厚)的阵发性心房颤动者,可首选 I_C 类药如普罗帕酮,次选索他洛尔、依布利特。若仍无效,可选用胺碘酮,它也可作为首选。

(2)有器质性心脏病或心力衰竭者:胺碘酮为首选药。

(3)冠心病(包括急性心肌梗死)合并心房颤动者:应首选胺碘酮,次选索他洛尔。

(4)迷走神经介导性心房颤动:选用胺碘酮,或胺碘酮与氟卡尼联合应用,也可用丙吡胺(双异丙吡胺)。

现阶段我国对器质性心脏病合并心房颤动者使用的药物中仍以 I 类抗心律失常药较多,但它可增高这类患者的死亡率,故应引起重视。器质性心脏病的心房颤动,尤其是冠心病和心力衰竭患者,应尽量使用胺碘酮、索他洛尔,避免使用 I_A 类(奎尼丁)和 I_C 类(普罗帕酮)药物。

3.电复律

对药物复律无效的心房颤动采用电复律术。此外,阵发性心房颤动发作时,往往心室率过快,还可能引起血压降低甚至晕厥(如合并预激综合征经旁路快速前传及肥厚梗阻型心肌病),应立即电复律。对于预激综合征经旁路前传的

七、室性期前收缩

【定义】室性期前收缩亦称室性过早搏动(VPBs),简称室性早搏,是指在窦性激动尚未到达之前,自心室中某一起搏点提前发生激动,引起心室除极,为最常见的心律失常之一。

【临床表现】患者可感到心悸不适,当室性期前收缩发作频繁或呈二联律,可导致心排出量减少。如患者已有左室功能减退,室性期前收缩频繁发作可引起晕厥。室性期前收缩发作持续时间过长,可引起心绞痛与低血压。

听诊时,室性期前收缩后出现较长的停歇,室性期前收缩之心音强度减弱,仅能听到第一心音。桡动脉搏动减弱或消失。颈静脉可见正常或巨大的 a 波。

【鉴别诊断】室性期前收缩的诊断并不困难,但应与房性期前收缩伴室内差异性传导等相鉴别。

【治疗】针对室性期前收缩的治疗目的有:①改善症状;②改善患者的长期预后,即预防心源性猝死。

1. 室性期前收缩的治疗对策

(1)无器质性心脏病、无明显症状者,不必用药,应向患者解释清楚。

(2)无器质性心脏病,有症状而影响工作和生活者,可先用镇静剂,无效时可选用美西律(慢心律)、普罗帕酮;心率偏快、血压偏高者可用 β 受体阻断药。

(3)有器质性心脏病伴轻度心功能不全者:原则上只处理基础心脏病,不必用针对室性期前收缩的药物。如室性期前收缩引起明显症状者则参考(2)用药。

(4)有器质性心脏病并有较重的心功能不全,尤其是成对或成串的室性期前收缩患者,宜选用胺碘酮、利多卡因、美西律(慢心律),其次才选用普罗帕酮、莫雷西嗪(乙吗噻嗪)、奎尼丁、普鲁卡因胺等。以上药物无效时可短期慎用丙吡胺或阿普林定。紧急情况下可静脉给药,必要时联合用药。

(5)急性心肌梗死早期出现的室性期前收缩:宜静脉使用胺碘酮、利多卡因,无效者用普鲁卡因胺等。急性心肌梗死后期及陈旧性心肌梗死出现的室性期前收缩,可参考(3)(4)用药。宜首选 P 受体阻断药和胺碘酮。

(6)室性期前收缩伴发于心力衰竭、低血钾、洋地黄中毒、感染、肺心病等情况时,应先治疗上述病因。

(7)曾有室性心动过速、心室颤动发作史,或在室性心动过速发作间歇期时的室性期前收缩(大多为 R-on-T 型室性期前收缩),应选用曾对室性心动过速有效的药物来治疗室性期前收缩。无论何种期前收缩,有特定病因者在去除病因后期前收缩即可消失,不宜盲目使用抗心律失常药。对较顽固的期前收缩,治疗时不宜以期前收缩完全消失为终点,只要控制到临床症状明显减轻或消失,预后好转就可以。近年来随着循证医学的发展。对有器质性心脏病的心律失常,尤其是冠心病和心力衰竭患者,主张选用Ⅱ类的β受体阻断药和Ⅲ类的胺碘酮、索他洛尔,尽量避免使用Ⅰ$_A$类(奎尼丁、普鲁卡因胺、丙吡胺等)和Ⅰ$_C$类(恩卡尼、氟卡尼甚至普罗帕酮)等药物。

八、室性心动过速

【定义】室性心动过速是指起源于希氏束分叉处以下的 3~5 个以上宽大畸形QRS 波组成的心动过速。

【临床表现】

(1)轻者可无自觉症状或仅有心悸、胸闷、乏力、头晕、出汗。

(2)重者发绀、气促、晕厥、低血压、休克、急性心衰、心绞痛,甚至衍变为心室颤动而猝死。

(3)快而略不规则的心律,心率多在 120~200 次/分,心尖区第一心音强度不等,可有第一心音分裂,颈静脉搏动与心搏可不一致,偶可见"大炮波"。

(4)基础心脏病的体征。

【鉴别诊断】应与房性心动过速相鉴别。

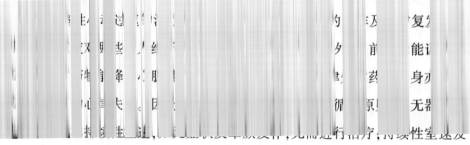

作,无论有无器质性心脏病,均应给予治疗;有器质性心脏病的非持续性室速亦应考虑治疗。治疗方法简单介绍如下:

1. 药物治疗

①利多卡因 100 mg 静脉注射,如无效则按 0.5 mg/kg 每分钟重复注射 1 次,30 min 内总量不超过 300 mg,有效维持量为 1~4 mg/min。②普鲁卡因酰胺 50~100 mg 静脉注射,每 5 min 重复 1 次,1h 内总量可达 1g,维持剂量 2~5 mg/min。③溴苄胺 5 mg/kg,10 min 内静脉注射,然后以 1~2 mg/min 静脉注射。④乙胺碘呋酮

150 mg 静脉注射。⑤心律平 70 mg 静脉注射。⑥如心电图示室速由 R-on-ST 性室早引起可先用维拉帕米(异搏定)5~10 mg 静脉注射。⑦由洋地黄中毒引起的室速可选用苯妥英钠和钾盐治疗。⑧如系青壮年无明显原因,常以活动或情绪激动为诱因可获得明显疗效。

但某些抗心律失常药物在预防室性心动过速复发和降低心脏性猝死方面的作用不明显,甚至有害,尤其是对于器质性心脏病合并室性心动过速病人,不宜选用。

2. 直流电复律

在室性心动过速发作时,给予直流电复律,多数情况下可使室性心动过速立即终止。在室性心动过速伴有急性血流动力学障碍如低血压、休克、急性心力衰竭或严重心绞痛发作时应该作为首选措施。

3. 经导管射频消融术

经导管射频消融可成功治疗室性心动过速,是目前比较理想的治疗手段。

4. 体内埋藏式转复除颤器(ICD)治疗

体内埋藏式转复除颤器(ICD)是埋藏在体内可以自动识别室性心动过速和室颤,而用电除颤等方法终止室性心动过速及室颤的装置,对持续性室性心动过速,特别是有猝死高危险的室性心律失常者有良好疗效,可改善病人的预后,尤其对于器质性心脏病合并明显心功能不全的病人,ICD 治疗的病人获益更大。

九、心室扑动

【定义】心室扑动是室性心动过速和心室颤动之间的过渡型,也可与心室颤动先后或掺杂出现。

【临床表现】各种器质性心脏病及其他疾病引起的心肌缺氧、缺血、电解质紊乱、药物中毒及理化因素等均可导致心室扑动和心室颤动。常是这些患者临终前的一种心律失常。但也可见于心脏病并不很严重或原来并无明显心脏病,甚至心脏无器质性病变依据者,突然发生心室扑动或心室颤动导致心脏停搏者。

心电图可有特征性改变:心室扑动时心电图 QRS 波群和 T 波难以辨认,代之以较为规则、振幅高大的波群,150~250 次/分。心室颤动时心电图可有波形低小不整齐,200~500 次/分。

【鉴别诊断】

1. 需与其他多形性室性心动过速相鉴别

下列两点有助于鉴别诊断:①室性心动过速发作之前或刚终止之后的心电图上,如有 Q-T 间期延长和 U 波的存在,相对长的联律间期,或典型的诱发顺序(长-短周长)等,则支持 TDP。②室性心动过速发生时的临床情况对鉴别诊断有帮助。

2. 本类型心律失常应与发作性晕厥和猝死的疾病鉴别

例如应与间歇依赖性 TDP、预激综合征伴极速性心房颤动、特发性心室颤动、Brugada 综合征、病态窦房结综合征及癫痫等相鉴别。应除外继发性 Q-T 间期延长。

【治疗】①若有可能停用药物,尤其是抗心律失常药;②纠正代谢和电解质紊乱;③评定诱发因素;④改善左室功能;⑤控制心肌缺血;⑥评定神经精神状态;⑦系统的评定抗心律失常药物(无创性和有创性检查)

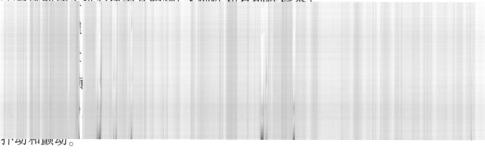

扑动和颤动。

十、心室颤动

【定义】心室颤动(简称室颤)是引发心脏骤停猝死的常见因素之一。心室连续、迅速、均匀地发放兴奋在 240 次/分以上,称为心室扑动。假如心室发放的兴奋很迅速而没有规律,这就叫心室颤动(室颤)。室颤的频率可在 250~600 次/分之间。

引起室颤的原因有心源性及非心源性两类。心源性室颤常见的原因为冠心病,尤其是急性心肌缺血;非心源性室颤的常见原因有麻醉和手术意外、严重电解质与酸碱平衡失调、触电、溺水及药物中毒或过敏等。

【临床表现】由于室性逸搏心律的频率为20~40次/分,心率缓慢,血流动力学常有改变。故可出现胸闷、头晕、无力等症状。由于它可伴发室性心动过速、心室扑动、心室颤动、心脏骤停,故可出现休克、心力衰竭、阿-斯综合征。尤其是发生于濒死的患者时,其心排血量是零。此外,由于室性逸搏心律常见于严重的心脏病,所以常有相应心脏病的各种临床表现。

(1)在心电图上可见到缓慢的宽大畸形的 QRS 波,频率多为30~40次/分。

(2)室性逸搏周期多数是规则的,但少数不规则。

(3)室性逸搏心律时,心房与心室呈各自独立激动,形成完全性房室分离。

发生心室扑动和颤动后,心室失去了规则的收缩活动,其结果是患者意识丧失,抽搐,呼吸停止,若心室扑动和颤动不能及时终止,结果是导致患者的死亡。

通常心室扑动和颤动发生突然,无先兆症状。

体格检查发现意识丧失,不能闻及心音,不能扪及脉搏,不能测出血压,并出现发绀和瞳孔散大。

【诊断】心室颤动的诊断:必须有经心电图记录证实为心室颤动发生者。这种心室颤动可以是原发性心室颤动,也可以是最初发生的多形性室性心动过速或心脏停搏,进而发展成心室颤动,伴有晕厥或猝死。

特发性心室颤动的诊断:多数是对心室颤动引起晕厥或猝死的幸存者进行回顾性诊断做出的。

【鉴别诊断】

1. 心房颤动

房颤是指心房内产生350~600次/分不规则的冲动,心房内各部分肌纤维极不协调的乱颤,从而丧失了有效的收缩。也是中老年人最常见的心律失常之一。由于房室交界区存在生理性传导阻滞,心室率明显低于心房率,一般在90~150次/分,很少超过170次/分。房颤可分为阵发性和持续性(慢性)两种。

2. 急性房颤

初次房颤在 24~48h 以内,称为急性房颤。通常发作可在短时间内自行停止。心电图上 P 波消失,而代之以频率为 350~600 次/分、形状大小不同、间隔不均匀的 f 波。QRS 波群间距离绝对不规则。

3. 心脏震颤

是指用手掌根部触及的一种细微的颤动,酷似猫的喘息,故也称为“猫喘”,是器质性心脏病的特征之一。不论在什么部位发现震颤,均表示该部位有严重的狭窄或动静脉分流,正常的心脏是不会出现震颤的。所以震颤的出现具有重要的临床意义,多见于某些先天性心脏病和心脏瓣膜狭窄时。

【治疗】AMI 出现室早或室速应予以积极控制,严密心电图监护,并做好除颤等急救准备,以防发生室扑或室颤。在用洋地黄及抗心律失常药物治疗中,发现室早增多,应调整上述药物剂量或停用药物观察。应用利尿剂时应注意监测血钾,并及时予以纠正。重视病因治疗,如积极改善冠心病病人的冠状动脉供血情况;高血压性心脏病应注意将血压控制在适当范围;心脏功能减退者应积极改善心功能,保

【定义】房室传导阻滞是指窦房结发出冲动,在从心房传到心室的过程中,由于生理性或病理性的原因,在房室连接区受到部分或完全,暂时或永久性的阻滞。根据阻滞程度不同,可分为 3 度:第一度为房室间传导时间延长,但心房冲动全部能传到心室;第二度为部分冲动不能传至心室;第三度则全部冲动均不能传至心室,故又称为完全性房室传导阻滞。

【临床表现】

(1)一度房室传导阻滞患者常无症状。听诊时心尖部第一心音减弱,此是由于 P-R 间期延长,心室收缩开始时房室瓣叶接近关闭所致。

（2）二度Ⅰ型房室传导阻滞病人可有心搏暂停感觉。二度Ⅱ型房室传导阻滞病人常疲乏、头昏、昏厥、抽搐和心功能不全,常在较短时间内发展为完全性房室传导阻滞。听诊时心律整齐与否,取决于房室传导比例的改变。

（3）完全性房室传导阻滞的症状取决于是否建立了心室自主节律及心室率和心肌的基本情况。如心室自主节律未及时建立则出现心室停搏。自主节律点较高,如恰位于希氏束下方,心室率较快达40~60次/分,病人可能无症状。双束支病变者心室自主节律点甚低,心室率较慢在40次/分以下,可出现心功能不全和脑缺血综合征或猝死。心室率缓慢常引起收缩压升高和脉压增宽。

【鉴别诊断】临床上需要对生理性或病理性Ⅱ度房室传导阻滞做出鉴别,必须结合临床上多方面的检查和病因及临床表现做出分析判断。

1. 生理性房室传导阻滞

大多数具有正常房室传导功能,快速性心房起搏可诱发文氏型房室阻滞。心房调搏分级递增起搏和阵发性房性、心房扑动、交界性心动过速时,因心房周期明显短于房室结有效不应期,使部分室上性激动不能下传心室而出现房室阻滞。这是生理性房室传导阻滞的干扰现象。

2. 病理性房室传导阻滞

（1）迷走神经张力的影响和药物的作用可以引起房室传导阻滞,经运动或使用阿托品药物可消除迷走神经张力的影响,明显改善房室结内功能,使房室传导阻滞消失。临床上许多药物如洋地黄类药物、钙离子拮抗剂以及中枢和外周交感神经阻滞剂等,均可引起房室传导阻滞。

（2）急性心肌梗死发生房室传导阻滞较急性前壁心肌梗死为多见,其发生房室传导阻滞的机制与该处缺血及显著迷走神经张力增高有关。下壁心肌梗死伴房室传导阻滞常呈现间歇性特征,QRS形态正常,数日后可消失。而急性前壁心肌梗死伴发Ⅱ型房室传导阻滞,其发生阻滞的机制与梗死范围广泛致使传导束支有关。动态心电图显示,前壁心肌梗死出现Ⅱ型房室传导阻滞常伴有间歇性或持续性束支阻滞图形（左、右束支或分支阻滞图形）。此类型阻滞易发展为完全性房室传导阻滞。

【治疗】

(1)首先针对病因,如用抗菌药治疗急性感染,肾上腺皮质激素抑制非特异性炎症,阿托品等解除迷走神经的作用,停止应用导致房室传导阻滞的药物,用氯化钾静脉滴注治疗低血钾等。一度与二度Ⅰ型房室传导阻滞预后好,无需特殊处理

(2)阿托品有加速房室传导纠正文氏现象的作用,但也可加速心房率。使二度房室传导阻滞加重,故对二度Ⅱ型房室传导阻滞不利。二度Ⅱ型房室传导阻滞如QRS波群增宽畸形,临床症状明显,尤其是发生心源性昏厥者,宜安置人工心脏起搏器。

(3)完全性房室传导阻滞,心室率在40次/分以上,无症状者,可不必治疗,如心室率过缓可试给麻黄碱、阿托品、小剂量异丙肾上腺素5~10 mg,4次/日,舌下含化。如症状明显或发生过心源性昏厥,可静脉滴注异丙肾上腺素(1~4 μg/ min)并准备安置人工心脏起搏器。

【并发症】急性下壁心肌梗死、甲状腺功能亢进、预激综合征等都可以引起本病。本病所起的并发症并不多见,但一旦发生则非常危险。室颤的抢救应分秒必

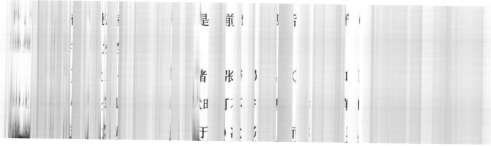

进行抢救。

第五节 心脏瓣膜病

一、二尖瓣狭窄

【定义】二尖瓣狭窄是风湿性心脏瓣膜病中最常见的类型,由于反复发生的风湿热,早期二尖瓣瓣膜交界处及其基底部水肿,炎症及赘生物(渗出物)形成,后期在愈合过程中由于纤维蛋白的沉积和纤维性变,逐渐形成前后瓣叶交界处粘连、融合,瓣膜增厚、粗糙、硬化、钙化,以及腱索缩短和相互粘连,限制瓣膜活动能力和开放,致瓣口狭窄。

【临床表现】

1. 症状

(1)呼吸困难肺静脉高压、肺淤血引起。早期,多在运动、发热、妊娠等心排血量增加时出现。随病程进展,轻微活动,甚至静息时即可出现呼吸困难。阵发房颤时心室率增快亦可诱发呼吸困难。

(2)咯血长期肺静脉高压所致的支气管小血管破裂有关。

(3)咳嗽、声嘶左心房极度增大压迫左主支气管或喉返神经引起。

(4)体循环栓塞、心衰及房颤等相应临床症状。

2. 体征

(1)心脏心尖区第一心音增强舒张期隆隆样杂音及开放拍击音(开瓣音)为二尖瓣狭窄的典型体征。第二心音与开瓣音间期表示二尖瓣狭窄程度,间期越短,狭窄越重。第一心音亢进及开瓣音的存在提示瓣膜弹性尚可。舒张期杂音响度与瓣口狭窄程度不一定成比例。在轻、中度狭窄患者,杂音响度与舒张期二尖瓣跨瓣压力阶差成正比,狭窄越重压力阶差越大,杂音越响。但在重度二尖瓣狭窄患者,杂音反而减轻,甚至消失,呈"哑型"二尖瓣狭窄。心前区可有轻度收缩期抬举性搏动及心尖部常触及舒张期震颤。

(2)二尖瓣面容及颈静脉压升高重度二尖瓣狭窄可出现二尖瓣面容及颈静脉

压升局。

【诊断】中青年患者心尖区有隆隆样舒张期杂音伴 x 线或心电图示左房增大,一般可诊断为二尖瓣狭窄,确诊有赖于超声心动图。

【治疗】

1. 药物治疗

包括预防风湿热复发,防止感染以及合并症的治疗。

(1)心力衰竭遵循心衰治疗的一般原则,利尿、强心、扩血管治疗。急性肺水肿时避免使用扩张小动脉为主的扩血管药。

(2)心房颤动治疗原则为控制心室率,争取恢复窦性心律,预防血栓栓塞。

①急性发作伴快室率血流动力学稳定者,可静脉注射西地兰将心室率控制在 100 次/分以下。无效,可静脉注射胺碘酮、普罗帕酮、β 受体阻断剂(美托洛尔、艾司洛尔)或钙拮抗剂(维拉帕米、地尔硫卓);急性发作伴肺水肿、休克、心绞痛或昏厥时,应立即电复律。

②慢性心房颤动病程<1 年,左房内径<60mm,无病态窦房结综合征或高度房室传导阻滞者,可考虑行药物(常用转复药物有奎尼丁、胺碘酮)或电复律术转复

综患者,首选华法林,控制血浆凝血酶原时间(PT)延长 1.5~2 倍;国际标准化比率(INR)2.0~3.0。复律前 3 周和复律后 4 周需服用华法林抗凝治疗。

2. 手术治疗

二尖瓣狭窄手术包括成形术及换瓣手术两大类,一般情况下首选成形术,病变难以成形或成形手术失败者,考虑进行瓣膜置换。

【预防】有效控制链球菌感染,预防和及早治疗风湿热。

二、二尖瓣关闭不全

【定义】收缩期二尖瓣关闭功能取决于瓣叶、瓣环、腱索、乳头肌、左心室这5个部分的完整结构和正常功能。这5个部分中的任一部分发生结构和功能的异常均可引起二尖瓣关闭不全。

【临床表现】

1. 症状

(1) 急性　轻度反流,仅有轻微劳力性呼吸困难。重度反流(如乳头肌断裂),很快出现急性左心衰,甚至心源性休克。

(2) 慢性　轻度二尖瓣关闭不全病人,可长期没有症状。当左心功能失代偿时,病人出现乏力、心悸、胸痛、劳力性呼吸困难等因心排血量减少导致的症状。随后,病情加重,出现端坐呼吸、夜间阵发性呼吸困难,甚至急性肺水肿,最后导致肺动脉高压,右心衰。

2. 体征

(1) 听诊　心尖部收缩期杂音是二尖瓣关闭不全最主要的体征,典型者为较粗糙全收缩期吹风样杂音,多向腋下及左肩胛间部传导,后瓣受损时可向心底部传导。二尖瓣脱垂时只有收缩中晚期杂音。P_2亢进、宽分裂。

(2) 其他　心尖搏动增强,向下移位;心尖区抬举样搏动及全收缩期震颤。并发肺水肿或右心衰时,出现相应体征。

【诊断】急性者,如突然发生呼吸困难,心尖区出现收缩期杂音,X线心影不大而肺淤血明显和有病因可寻者,诊断不难。慢性者,心尖区有典型杂音伴左心增大,诊断可以成立,确诊有赖超声心动图。

【治疗】

1. 药物治疗

(1) 急性　治疗目标为减少反流量、恢复前向血流、减轻肺淤血。硝普钠可同时扩张小动脉、小静脉,降低前、后负荷,应首选。低心排时,可联用正性肌力药(如多巴酚丁胺)或使用主动脉球囊反搏(IABP)。当病因为感染性心内膜炎、缺血性心脏病时,同时给予病因治疗。

(2)慢性　根据临床症状酌情给予利尿、扩血管、强心治疗。房颤者抗凝治疗同二尖瓣狭窄。

2. 手术治疗

临床症状、左心室大小及左心功能是考虑是否手术的决定因素。手术指征的一般原则:

(1)无症状的中度 MR 病人符合以下任何一种情况即应手术:①心功能减退,EF 为 50 mm,LVEDD>70 mm。②活动受限,活动后肺嵌压出现异常升高。③肺动脉高压(静息肺动脉压>50 mmHg;运动后>60 mmHg)。④房颤。

(2)有症状者,不论心功能正常与否均应手术。如 EF<0.3,视病人具体情况处理。

【预防】同二尖瓣狭窄。

三、主动脉瓣狭窄

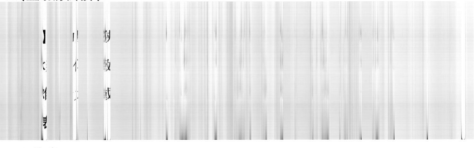

1. 心绞痛

60%有症状患者,常由运动诱发,休息后缓解。发生于劳累后,也可发生在静息时,表明与劳累和体力活动不一定有关。其产生的机制可能是由心肌肥厚,心肌需氧量增加以及继发于冠状动脉过度受压所致的供氧减少,左心室收缩期室壁张力过高有关。

2. 眩晕或晕厥

约 30%的病人有眩晕或晕厥发生,其持续时间可短至 1 分钟至长达半小时以上。部分病人伴有阿-斯综合征或心律失常。眩晕或晕厥常发生于劳动后或身体向前弯曲时,有时在静息状态,突然体位改变或舌下含服硝酸甘油治疗心绞痛时诱发。其产生机制尚不清楚,可能与下列因素有关:①劳动使周围血管扩张,而狭窄的主动脉口限制了心输出能力相应增加,导致脑供血不足。②发生短暂严重心律失常,导致血流动力学的障碍。③颈动脉窦过敏。

3. 呼吸困难

劳力性呼吸困难往往是心功能不全的表现,常伴有疲乏无力。随着心力衰竭的加重,可出现夜间阵发性呼吸困难、端坐呼吸、咳粉红色泡沫痰。

4. 猝死

占10%~20%,多数病例猝死前常有反复心绞痛或晕厥发作,但亦可为首发症状。其发生的原因可能与严重的、致命的心律失常,如心室颤动等有关。

5. 多汗和心悸

此类患者出汗特别多,由于心肌收缩增强和心律失常,患者常感到心悸,多汗常在心悸后出现,可能与自主神经功能紊乱、交感神经张力增高有关。

【诊断】根据临床症状、查体、心底部主动脉瓣区喷射性收缩期杂音、超声心动图检查证实主动脉瓣狭窄,可明确诊断。

【治疗】

(1)轻度狭窄无症状,无需治疗,但需要定期复查。如一旦出现晕厥、心绞痛、左心功能不全等症状考虑重度狭窄,内科治疗效果不明显,需要介入或手术治疗。

(2)主动脉瓣膜成形术 主要适应证为:①儿童和青年的先天性主动脉狭窄;②严重主动脉狭窄的心源性休克不能耐受手术者;③重度狭窄危及生命,而因心力衰竭手术风险大的过渡治疗措施;④严重主动脉瓣狭窄的妊娠妇女;⑤严重主动脉瓣狭窄拒绝手术者。

(3)瓣膜置换治疗 主动脉瓣病变技术已十分成熟,手术的成功率在98%以上,而且效果良好。主要适应证为:①有晕厥或心绞痛病史者;②心电图示左心室肥厚;③心功能Ⅲ~Ⅳ级;④左心室-主动脉间压力阶差>6.65 kPa(50 mmHg)。

四、主动脉瓣关闭不全

【定义】主动脉瓣关闭不全是指主动脉瓣环、主动脉窦、主动脉瓣叶、瓣交界及主动脉窦管交界中的任何一个因素破坏,导致在心脏舒张期主动脉瓣叶关闭不良。主动脉瓣关闭不全术后晚期疗效的主要影响因素仍是左心腔大小和左心室功能。

【临床表现】轻中度患者无明显症状,重者感到心悸,左侧卧位易产生左胸不适感。左心衰时可感乏力、呼吸困难,或发生急性肺水肿,病情发展可致右心衰。少数患者有头晕、晕厥、心绞痛或猝死。中、重度狭窄有舒张压降低和脉压增宽,此时可有明显周围血管征。心尖搏动呈抬举性,范围较弥散,胸骨左缘可触及舒张期震颤,心界向左下扩大。第一心音常柔和,第二心音可消失或呈单心音,主动脉瓣区可闻收缩早期喷射音。胸骨左缘第 3~4 肋间可闻舒张期杂音,传导至心尖区,部分病例心尖区可闻舒张期杂音。

【临床诊断】主要是根据典型的舒张期杂音和左心室扩大,超声心动图检查可明确诊断。根据病史和其他发现可做出病因诊断。

【治疗】

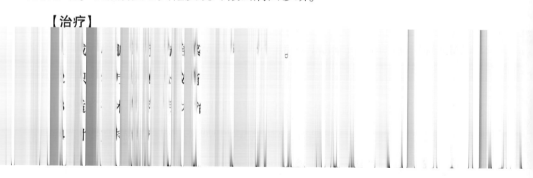

第六节　充血性心力衰竭

【定义】充血性心力衰竭(CHF)系指在有适量静脉血回流的情况下,由于心脏收缩和(或)舒张功能障碍,心排血量不足以维持组织代谢需要的一种病理状态。

【临床表现】根据心衰发生的基本机制可分为收缩功能障碍性心衰和舒张功能障碍性心衰。临床上根据病变的心脏和淤血部位,可分为左心衰竭、右心衰竭和全心衰竭,其中以左心衰竭开始较多见,以后继发肺动脉高压,导致右心衰竭,单纯的右心衰竭较少见。现将收缩功能障碍性心力衰竭和舒张功能障碍性心力衰竭的表现,分别予以讨论。

1. 左心衰竭症状

主要表现为肺循环淤血。

(1)疲劳、乏力　平时四肢无力,一般体力活动即感疲劳乏力,是左心衰竭的早期症状。

(2)呼吸困难　是左心衰竭时较早出现和最常见的症状,为肺淤血和肺顺性降低而致肺活量减少的结果。呼吸困难最初仅发生在重体力劳动时,休息后可自行缓解,称为"劳力性呼吸困难"。随着病情的进展,呼吸困难可出现在较轻的体力活动时,劳动力逐渐下降。有的则表现为阵发性夜间呼吸困难,通常入睡并无困难,但在夜间熟睡后,突然胸闷、气急而需被迫坐起。轻者坐起后数分钟可缓解,但有的伴阵咳、咳泡沫痰,若伴有哮喘,可称为心源性哮喘,重者可发展为肺水肿。夜间阵发性呼吸困难的发生机制,可能与平卧时静脉回流增加,膈肌上升,肺活量减少和夜间迷走神经张力增高有关。左心衰竭严重时,患者即使平卧休息也感呼吸困难,被迫取半卧位或坐位,称为端坐呼吸,由于坐位时重力作用,使部分血液转移到身体下垂部位,可减轻肺淤血,且横膈下降又可增加肺活量。

(3)急性肺水肿。

(4)咳嗽、咳痰与咯血。

(5)左心衰竭时可出现发绀、夜尿增多、左肺动脉扩张压迫左喉返神经致声音嘶哑等症状。脑缺氧严重者,可伴有嗜睡、神志错乱等精神症状,严重病例可发生昏迷。

(6)体征　除原有心脏病的体征外,左心衰竭后引起的变化,主要有以下几方面:①心脏方面体征。左心衰竭时,一般均有心脏扩大,以左心室增大为主。但急性心肌梗死引起的左心衰竭及风心病二尖瓣狭窄引起的左心房衰竭,可无左室扩大,后者仅有左心房扩大。心尖区及其内侧可闻及舒张期奔马律,肺动脉瓣区第二心音亢进,第二心音逆分裂,左室明显扩张时可发生相对性二尖瓣关闭不全而出现心尖区收缩期杂音。左心衰竭时常出现窦性心动过速,严重者可出现快速性室性心律失常。交替脉亦为左心衰竭的早期重要体征之一。②肺脏方面体征:阵发性夜间呼吸困难者,两肺有较多湿啰音,并可闻及哮鸣音及干啰音,吸气及呼气均有明显困难。急性肺水肿时,双肺满布湿啰音、哮鸣音及咕噜音,在间质性肺水肿时,肺部无干湿性啰音,仅有肺呼吸音减弱。约1/4左心衰竭患者发生胸腔积液(参见右心衰竭)。

2. 右心衰竭症状

(1)胃肠道症状长期胃肠道淤血,可引起食欲不振、恶心、呕吐、腹胀、便秘及上腹疼痛症状。个别严重右心衰竭病例,可能发生蛋白丢失性肠病。

(2)肾脏症状肾脏淤血引起肾功能减退,可有夜尿增多。多数病人的尿含有少量蛋白、少数透明或颗粒管型和少数红细胞。血浆尿素氮可升高,心衰纠正后,上述改变可恢复正常。

(3)肝区疼痛肝脏淤血肿大后,右上腹饱胀不适,肝区疼痛,重者可发生剧痛而误诊为急腹症等疾患。长期肝淤血的慢性心衰患者,可造成心源性肝硬化。

(4)呼吸困难在左心衰竭的基础上,可发生右心衰竭后,因肺淤血减轻,故呼

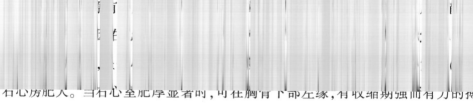

右心房肥大。当右心室肥厚显著者时,可在胸骨下部左缘,有收缩期强而有力的搏动。剑突下常可见到明显的搏动,亦为右室增大的表现。可闻及右室舒张期奔马律。右心室显著扩大,可引起相对性三尖瓣关闭不全,在三尖瓣听诊区可闻及收缩期吹风样杂音。若有相对性三尖瓣狭窄时,在三尖瓣听诊区可听到舒张早期杂音。

②颈静脉充盈与搏动右心衰竭时,因上、下腔静脉压升高,使颈外静脉、手背静脉及舌下静脉等浅表静脉异常充盈,并可出现颈静脉明显搏动。颈外静脉充盈较肝脏肿大或皮下水肿出现早,故为右心衰竭的早期征象。

③肝大与压痛肝脏肿大和压痛常发生在皮下水肿之前,且每一右心衰竭患者

均无例外,因此它是右心衰竭最重要和较早出现的体征之一。肝颈静脉回流征阳性是右心衰竭的重要征象之一,但亦可见于渗出性或缩窄性心包炎,右心衰竭在短时间内迅速加重者,肝脏急剧增大,可伸至脐部,疼痛明显,并出现黄疸,转氨酶升高。长期慢性右心衰竭患者发生心源性肝硬化时,肝脏质地较硬、边缘较锐利,压痛不明显。

④下垂性水肿下垂性皮下水肿,发生于颈静脉充盈及肝脏肿大之后,是右心衰竭的典型体征。皮下水肿先见于身体的下垂部位。起床活动者,水肿在足、踝及胫骨前较明显,尤以下午为著,随着病情的加重而呈上行性发展。卧床(仰卧)患者,则以骶部和大腿内侧水肿较显著。严重右心衰竭患者,呈全身持续性水肿。晚期全心衰竭患者,因营养不良或肝功能损害,血浆蛋白过低,出现面部水肿时,预后恶劣。

⑤大多数胸腔积液出现于全心衰竭主要与体静脉压和肺静脉压同时升高及胸膜毛细血管通透性增加有关。多同时发生在左右两侧胸腔,往往以右侧胸腔液量较多,单侧的胸腔积液者亦多见于右侧。少数患者胸腔积液由单纯左心衰竭或右心衰竭引起。胸腔积液可诱发或加重呼吸困难。胸腔积液局限于右侧较多的原因有多种解释,较合理的解释为:右肺的平均静脉压较左侧高,同时右肺的容量较左肺大,右肺的表面滤出面积也就比左肺大。因此,心衰时常以右侧胸腔积液多见。或右侧胸腔积液量较左侧为多。

⑥腹水 腹水可见于慢性右心衰竭或全心衰竭的晚期患者,此类病人常合并有心源性肝硬化。

⑦发绀 右心衰竭患者的发绀,较左心衰竭显著,但呼吸困难较之为轻。单纯右心衰竭所致者,发绀多为周围性,出现在肢体的下垂部分及身体的周围部位。全心衰竭患者,发绀呈混合性,即中心性与周围性发绀并存。

⑧心包积液 严重而持久的右心衰竭病例,心包腔内可有异常数量的液体漏出,发生心包积液。

⑨其他表现 某些心衰患者可出现奇脉。个别严重右心衰竭病例,可出现神经兴奋、焦虑不安等症状。可有显著营养不良、消瘦甚至恶病质。

3. 全心衰竭

全心衰竭则同时具有左、右心衰竭的表现。

(1)心悸、气短　冠心病、心肌炎或高血病患者,在一般体力活动时出现心悸、气短症状,无心外原因可解释时,提示患者有心衰存在。

(2)夜间睡眠呼吸困难　任何心脏病患者出现夜间睡眠气短憋醒,头部有时须垫高,无心外原因可解释时则是由心衰引起。

(3)尿少　心脏病患者一旦有尿量减少或体重增加,是心衰的早期征象。

(4)肺底呼吸音减低为肺淤血的早期征象,但特异性较小,如能和其他心衰表现结合起来则具有重要诊断意义。

(5)交替脉　在有心肌受损和(或)有左心衰竭可能的病人,如出现无其他原因可解释的交替脉,可视为心衰的早期征象。

(6)肝颈静脉回流征阳性　为右心衰竭的早期征象。

(7)第三心音奔马律　在有左心衰竭因素的患者出现第三心音奔马律,往往是左心慢性衰竭的一个重要征象。

【诊断与鉴别诊断】①临床上存在可导致左室舒张功能障碍的心血管疾病。②有呼吸困难等左心衰竭症状。③体检和 X 线检查示肺淤血。④左室不大或稍大,左室射血分数>50%。

【治疗】

1. 治疗目的和原则

治疗心衰之目的是纠正血流动力学异常,缓解临床症状,提高运动耐量,改善生活质量,防止心肌损害进一步加重,降低病死率。

2. 病因的防治

针对病因的治疗可视为治疗心衰的基本措施,若能获得彻底治疗,则心衰可因此而解除,心功能甚至可以完全恢复正常。因此,在心衰处理过程中,应千方百计寻找病因,对于可完全或部分矫正的病因,必须采取各种措施予以治疗。如先心病或心瓣膜病可通过手术或介入治疗予以纠正;甲亢性心脏病可用抗甲亢药、^{131}I或甲状腺手术,使心衰消除或预防其发生;贫血性心脏病可通过少量多次输血、给予铁剂及纠正贫血的病因而治愈;对于高血压患者,应积极采用非药物治疗(如限盐、运动、减肥、戒烟酒等)和有效降压治疗,至于继发性高血压应寻找原因并予以去除,这样就可以防止高血压性心衰的发生;感染性心内膜炎应及时应用足量、有效、长疗程抗生素以防止瓣膜损毁,防止心功能减退等,余依此类推。

3. 控制或消除诱因

心衰的恶化往往与某些诱因有关,临床上最常见的诱因包括感染(特别是呼吸道感染、感染性心内膜炎)、严重心律失常、过度劳累、风湿活动、情绪激动或忧虑、妊娠或分娩、水电解质紊乱和酸碱失衡等,必须进行相应处理。

4. 心衰本身的治疗

①休息和限制活动。②限制水、钠摄入。③利尿药的应用。④血管扩张药。

5. 正性肌力药物的应用。

6. 非洋地黄类的正性肌力药

①β肾上腺素能受体激动药。②磷酸二酯酶(PDE)抑制剂。

7. β受体阻断药在心衰中的应用

8. 其他治疗措施

包括吸氧,支持疗法,口服或静脉注射氨茶碱,对症治疗和加强护理等均不容忽视。

【注意事项】①休息:根据心功能受损程度而定。心功能Ⅲ级,患者应适当休息,保证睡眠,注意劳逸结合。②皮肤及口腔重度水肿患者,应定时翻身,保持床单整洁、干燥,防止褥疮的发生。呼吸困难者易发生口干和口臭,应加强口腔护理。③吸氧。④排泄。

第七节　心肌病

【定义】心肌病(DDM)是一组由于心脏下部分腔室(即心室)的结构改变和心肌壁功能受损所导致心脏功能进行性障碍的病变。其临床表现为心脏扩大、心律失常、栓塞及心力衰竭等。按病理可分为扩张型心肌病、肥厚型心肌病和限制型心肌病等。

【临床表现】

1. 扩张型心肌病

起病缓慢,早期除心脏扩大外无明显异常,后期常为全心衰竭。患者乏力、活动后气短、夜间阵发性呼吸困难,出现浮肿、腹水及肝大等。另外,可有各种心律失常、合并脑、肾和肺等部位栓塞,甚至猝死。听诊常闻及第三、四心音、奔马律及三尖瓣或二尖瓣关闭不全的收缩期杂音,双肺底可闻及湿啰音。X线检查示心影扩

2. 肥厚型心肌病

特征为心室肌肥厚,尤其是室间隔呈不对称性肥厚,部分可引起心室流出道梗阻。起病缓慢,早期表现为劳累后呼吸困难、乏力和心悸。心绞痛亦较常见,服硝酸甘油疗效不明显。昏厥是病情严重的信号,晚期可出现心力衰竭,且常合并心房颤动。体检心界可向左扩大,心前区可闻及收缩中、晚期喷射性杂音,第二心音常分裂。心室造影示心室腔缩小,肥厚的心肌凸入心室腔内。心电图常示左室肥厚及ST-T改变,部分出现Q波,房室传导阻滞和束支传导阻滞亦较常见。超声心动

图对本病诊断价值很大,表现为室间隔和左心室壁肥厚,二者厚度之比多大于正常的 1.3 : 1。临床表现,结合超声心动图和心室造影检查常可确诊。

3. 限制型心肌病

主要分布在热带及亚热带地区。以心内膜心肌纤维化、心肌僵硬及心室舒张充盈受阻为特征。起病缓慢,早期可有发热、乏力、头晕、气急等症状,晚期出现全心衰竭。心房颤动也较常见,部分合并内脏栓塞。查体心脏搏动弱、心音纯、肺动脉瓣区第二心音亢进,可闻舒张期奔马律及心律不齐。X 线示心脏轻度扩大,部分可见心内膜钙化阴影。心电图示低电压、心房和心室肥大、束支传导阻滞、ST-T 改变和心房颤动等心律失常。二维超声心动图检查示心腔狭小、心尖部闭塞、心内膜增厚和心室舒张功能严重受损。诊断比较困难,主要依靠临床症状,X 线及超声心动图检查。

【诊断】

1. 心电图诊断

(1)扩张型心肌病　心电图检查以 ST 段压低、T 波低平或倒置为主,少数出现病理性 Q 波。

(2)肥厚型心肌病　心电图示左室肥厚及 ST-T 改变,部分出现 Q 波,房室传导阻滞和束支传导阻滞亦较常见。

(3)限制型心肌病　心电图示低电压、心房和心室肥大、束支传导阻滞、ST-T 改变和心房颤动等心律失常。

2. 超声心动图诊断

(1)扩张型心肌病　示心脏各腔室扩大,室间隔、左室后壁运动减弱,射血分数降低,左右心室流出道扩大。

(2)肥厚型心肌病　超声心动图对本病诊断价值很大,表现为室间隔和左心室壁肥厚,二者厚度之比多大于正常的 1.3 : 1。临床表现,结合超声心动图和心室造影检查常可确诊。

(3)限制型心肌病　二维超声心动图检查示心腔狭小、心尖部闭塞、心内膜增厚和心室舒张功能严重受损。

3.体格检查诊断

(1)肥厚型心肌病　体检心界可向左扩大,心前区可闻及收缩中、晚期喷射性杂音,第二心音常分裂。

(2)限制型心肌病　查体心脏搏动弱、心音纯、肺动脉瓣区第二心音亢进,可闻舒张期奔马律及心律不齐。

4.心室造影检查

(1)肥厚型心肌病心室腔缩小,肥厚的心肌凸入心室腔内。

(2)扩张型心肌病 X 线可看出心脏轻度扩大,部分可见心内膜钙化阴影。

【治疗】此类疾病病因未明,尚无特殊的防治方法,一般只能对症处理。

1.扩张型心肌病

目前治疗原则是针对充血性心力衰竭和心律失常,一般是限制体力活动,低盐饮食,应用洋地黄和利尿剂。但又容易引起洋地黄中毒,故应慎用。此外常用扩血管药物、血管紧张素转化酶抑制剂等长期口服。对于已经有附壁血栓形成和发生

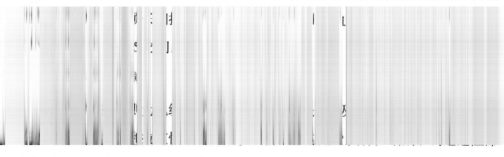

剂治疗。对重症梗阻患者可作介入或手术治疗。

3.限制型心肌病

本病无特殊防治手段,主要避免劳累、呼吸道感染,预防心力衰竭。

【并发症】心肌病常见的并发症有心律失常、心衰、栓塞、感染性心内膜炎及猝死。

(1)感染性心内膜炎和猝死多发生于有心肌肥厚者。

(2)栓塞多发生于心肌纤维化及收缩力下降、合并心房颤动、久卧不动或用利

尿药的患者中。

（3）猝死是常见的致命性并发症。

【预防】心肌病患者常伴有充血性心力衰竭和各种心律失常，因此，心肌病患者应保证低盐饮食，限制钠盐摄入量，注意钠、钾平衡，有利于防止心律失常和心力衰竭的发生。心肌病患者应避免食用腌制品或其他含盐量高的食物，每日盐摄入量以2~5g为宜，重度或难治性心力衰竭应控制在1g/d。避免过冷、过热和刺激性食物，不饮浓茶、咖啡等。采用低热量饮食，以减轻心脏的负荷；多食新鲜的蔬菜和水果，膳食应平衡，补充适量蛋白质，保证心肌营养供给。

第八节 心肌炎

【定义】心肌炎是指各种原因引起的心肌的炎症性病变。感染、物理和化学因素均可引起心肌炎，所造成的心肌损害的程度差别很大，临床表现各异，轻症患者无任何症状，而重症患者可发生心力衰竭、心源性休克甚至猝死。大部分患者经治疗可获得痊愈，有些患者在急性期之后发展为扩张型心肌病改变，可反复发生心力衰竭。

【临床表现】心肌炎可发生于各年龄的人群，以青壮年发病较多。对于感染性原因引起的心肌炎，常先有原发感染的表现，如病毒性者常有发热、咽痛、咳嗽、呕吐、腹泻、肌肉酸痛等，大多在病毒感染1~3周后出现心肌炎的症状。除外心肌炎的病因，心肌炎的临床症状与心肌损害的特点有关，如以心律失常为主要表现者可出现心悸、严重者可有黑矇和晕厥；以心力衰竭为主要表现者可出现心力衰竭的各种症状如呼吸困难等；严重者发生心源性休克而出现休克的相关表现；若炎症累及心包膜及胸膜时，可出现胸闷、胸痛症状；有些患者亦可有类似心绞痛的表现。常见体征：窦性心动过速与体温不相平行，也可有窦性心动过缓及各种心律失常；心界扩大者占1/3~1/2，见于重症心肌炎，因心脏扩大可致二尖瓣或三尖瓣关闭不全，心尖部或胸骨左下缘收缩期杂音，心肌损害严重或心力衰竭者，可闻舒张期奔马律，第一心音减弱，合并心包炎者可闻心包摩擦音，轻者可完全无症状，也可发生猝死。

【诊断】心肌炎的诊断一般根据病因的特点、心脏相关的临床症状和体征、实验室检查发现的心电图异常、心肌坏死标志物升高、超声心动图的异常,并排除其他心脏疾病时做出。心肌炎的确切诊断需要病理组织学的证据,主要是心内膜心肌活检的结果,因其对治疗的指导意义有限而且有一定的操作风险,目前临床并不常规进行。在许多情况下心肌炎的诊断有相当难度,例如在病毒感染的病史不明显,而心肌坏死的标志物又正常的时候,即使有明确的心力衰竭和心律失常等心脏损害,心肌炎的诊断将难以确定。

【治疗】心肌炎目前还没有特异的治疗方法。主要是强调应卧床休息,以减轻心脏负担和组织损伤。伴有心律失常,应卧床休息 2~4 周,然后逐渐增加活动量,严重心肌炎伴有心脏扩大者,应休息 6~12 月,直到临床症状完全消失,心脏大小恢复正常。分别采用针对心律失常、心力衰竭、心源性休克的治疗。免疫抑制剂并没有获得一致公认的临床疗效,故不推荐常规应用。激素的应用尚有争论,但重症心肌炎伴有房室传导阻滞,或心源性休克者可以应用激素。必要时亦可用氢化可的松或地塞米松,静脉给药。

【定义】心包炎是指心包脏层和壁层因细菌、病毒、免疫反应、物理、化学等因素而发生急性炎性反应和渗液,以及心包粘连、增厚、缩窄、钙化等慢性病变。临床上主要有急性心包炎和缩窄性心包炎。

【临床表现】患者有发热、盗汗、咳嗽、咽痛或呕吐、腹泻等症状。心包渗出大量积液可发生急性心包填塞症状。患者胸痛、呼吸困难、发绀、面色苍白,甚至休克。还可有腹水、肝大等症状。

1. 急性心包炎

由原发疾病引起,如结核可有午后潮热、盗汗。化脓性心包炎可有寒战、高热、大汗等。心包本身炎症可见胸骨后疼痛、呼吸困难、咳嗽、声音嘶哑、吞咽困难等。急性心包炎早期和心包积液吸收后期在心前区可听到心包摩擦音,可持续数小时至数天。心包积液量超过 300 mL 心尖搏动可消失。心脏排血量显著减少可发生休克。心脏舒张受限,使静脉压增高可产生颈静脉怒张、肝大、腹水、下肢水肿、奇脉等。

2. 缩窄性心包炎

多数是结核性,其次是化脓性。急性心包炎后经过 2~8 个月可有明显心包缩窄征象。急性心包炎后一年内出现为急性缩窄性心包炎,一年以上为慢性缩窄性心包炎。主要表现有呼吸困难、心尖搏动减弱或消失,颈静脉怒张、肝大、大量腹水和下肢水肿、奇脉等。

【诊断】根据上述临床表现及辅助检查项目即可做出诊断。

【治疗】治疗原则:治疗原发病改善症状,解除循环障碍。目前关于本病的治疗仍以对原发病的治疗为主。必要时可采取对症治疗措施,如胸痛者可给予止痛药等。若心包积液量大者可行心包穿刺术等。

1. 一般治疗

急性期应卧床休息,呼吸困难者取半卧位、吸氧,胸痛明显者可给予镇痛剂,必要时可使用可待因或哌替啶(杜冷丁),加强支持疗法。

2. 病因治疗

结核性心包炎给予抗结核治疗,用药方法及疗程与结核性胸膜炎相同,也可加用泼尼松,以促进渗液的吸收减少粘连。风湿性者应加强抗风湿治疗。非特异性心包炎一般对症治疗,症状较重者可考虑给予皮质激素治疗,化脓性心包炎除选用敏感抗菌药物治疗外,在治疗过程中应反复抽脓,或通过套管针向心包腔内安置细塑料导管引流,必要时还可向心包腔内注入抗菌药物。如疗效不佳,仍应尽早施行心包腔切开引流术,及时控制感染,防止发展为缩窄性心包炎。尿毒症性心包炎则应加强透析疗法或腹膜透析改善尿毒症,同时可服用吲哚美辛(消炎痛),放射损伤性心包炎可口服泼尼松;停药前应逐渐减量,以防复发。

3. 解除心包填塞

大量渗液或有心包填塞症状者,可施行心包穿刺术抽液减压。穿刺前应先做超声波检查,了解进针途径及刺入心包处的积液层厚度,穿刺部位有:①常于左第五肋间,心浊音界内侧 1~2 cm 处(或在尖搏动以外 1~2 cm 处进针),穿刺针应向内、向后推进,指向脊柱,病人取坐位;②或于胸骨剑突与左肋缘形成的角度处刺入,针尖向上、略向后,紧贴胸骨后推进,病人取半坐位;③对疑有右侧或后侧包裹性积液者,可考虑选用右第 4 肋间胸骨缘处垂直刺入或于右背部第 7 或 8 肋间肩胛中线处穿刺,为避免刺入心肌,穿刺时可将心电图机的胸前导联连接在穿刺针上。在心电图示波器及心脏 B 超监测下穿刺,如针尖触及心室肌则 ST 段抬高但必须严密检查绝缘是否可靠,以免病人触电。另外,使用"有孔超声探头",穿刺针经由探头孔刺入,在超声波监测下进行穿刺、可观察穿刺针尖在积液腔中的位置以及移动情况,使用完全可靠。

【预防】风湿性及非特异性心包炎很少引起心包填塞及缩窄性心包炎,结核

第二章　呼吸内科疾病

第一节　急性上呼吸道感染

【定义】是鼻腔、咽或喉部急性炎症的概称。常见病原体为病毒,少数是细菌。一般病情较轻,病程较短,预后良好。

【临床表现】①畏寒,发热,全身不适。②鼻部卡他症状,打喷嚏,流涕。③咽痒、咽部灼热感、咽痛,严重者讲话困难。④咳嗽。⑤咽部检查充血,扁桃体肿大,部分扁桃体上可见脓苔。

【鉴别诊断】

(1)根据病史、流行情况、鼻咽部症状体征,结合周围血象和胸部 X 线检查可做出临床诊断。

(2)进行细菌培养和病毒分离,可确定病因诊断(表 2-1)。

表 2-1　上呼吸道感染的病因诊断

项目	普通感冒	病毒性咽炎和喉炎	疱疹性咽峡炎	细菌性咽-扁桃体炎
一般情况	一般无发热及全身症状,或仅有低热、不适、轻度畏寒,头痛	常有发热、咽痛或咳嗽	常由柯萨奇病毒 A 引起,病程约一周	起病急,畏寒、发热、体温可达 39℃以上
鼻部症状	鼻咽部卡他症状,初期可有喷嚏、鼻塞、流清涕;2~3d 后鼻涕变稠	—	—	—

续　表

项目	普通感冒	病毒性咽炎和喉炎	疱疹性咽峡炎	细菌性咽-扁桃体炎
咽部症状	初期有咽干、咽痒或烧灼感。发病数小时后可有咽痛	咽部发痒和灼热感,咽痛不明显,临床特征为声嘶、讲话困难、咳嗽时疼痛	主要表现为明显咽痛、发热	明显咽痛,检查可见咽部明显充血,扁桃体肿大,充血。表面可有黄色点状物
其他症状	部分累及咽鼓管,引起咽鼓管炎,可有听力减退	体格检查可见喉部水肿、充血,局部淋巴结轻度肿大和触痛	—	颌下淋巴结肿大、压痛

【治疗】

(1)休息,戒烟,多饮水;保持室内环境空气流通。

(2)对症治疗:可选用含退热镇痛及减少鼻咽充血和分泌物的抗感冒复合剂

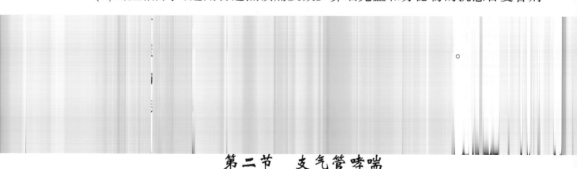

第二节　支气管哮喘

【定义】支气管哮喘是由多种细胞(嗜酸性粒细胞、肥大细胞、T淋巴细胞、中性粒细胞、气道上皮细胞等)和细胞组分参与的气道慢性炎症疾病。这种慢性炎症导致气道反应性增加,通常出现广泛多变的可逆性气流受限。

【临床表现】

(1)反复发作喘息、气急、胸闷或咳嗽,多与接触变应原、冷空气、理化刺激有关。

（2）发作前常有鼻塞、眼痒、打喷嚏等先兆症状。

（3）发作时双肺可闻及散在或弥漫性、以呼气相为主的哮鸣音，呼气相延长。

（4）发作严重者可有短时间内出现严重呼吸困难，低氧血症。

（5）夜间或凌晨发作加重是哮喘的特征之一。

以上症状可以经治疗缓解或自行缓解。

【鉴别诊断】①上气道肿瘤、喉水肿和声带功能障碍。②各种原因所致支气管内占位。③急性左心衰竭，支气管哮喘与心源性哮喘的鉴别见下表（表2-2）。④慢性阻塞性肺疾病（COPD）。

表2-2　支气管哮喘与心源性哮喘的鉴别诊断

鉴别项目	支气管哮喘	左心衰竭引起的喘息样呼吸困难（心源性哮喘）
病史	家族史、过敏史、哮喘发作史	高血压、冠心病、风心病、二狭病史
发病年龄	儿童，青少年多见	40岁以上多见
发作时间	任何时间	常见于夜间发病
主要症状	呼气性呼吸困难	混合性呼吸困难，咳粉红色泡沫痰
肺部体征	双肺满布哮鸣音	双肺广泛湿啰音和哮鸣音
心脏体征	正常	左心界扩大、心率增快、心尖部奔马律
胸片	肺野清晰，肺气肿征象	肺淤血征、左心扩大
治疗	支气管解痉剂有效	洋地黄有效

【治疗】

（1）脱离变应原。

（2）扩张支气管药物　①β₂受体激动剂；②抗胆碱类药物；③茶碱类。

（3）抗炎药物　①糖皮质激素；②色苷酸钠；③LT调节剂；④酮替酚。

第三节　支气管扩张

【定义】支气管扩张是指直径大于 2mm 中等大小的近端支气管由于管壁肌肉和弹性组织破坏引起的异常扩张。主要症状为慢性咳嗽,咳大量脓性痰和(或)反复咯血。

【临床表现】

(1)典型症状为慢性咳嗽,咳大量脓性痰和(或)反复咯血。

(2)感染加重时可以出现发热、胸痛、盗汗、食欲减退,并伴有痰量的增多,每日可达数百毫升。

(3)患侧肺部可闻及固定性湿啰音,伴或不伴干啰音。

(4)慢性支气管扩张,反复咳嗽患者可有消瘦,杵状指。

【鉴别诊断】①慢性支气管炎。②肺脓肿、支气管扩张与肺脓肿的鉴别见表2-3。③肺结核。④先天性肺囊肿和弥漫性细支气管炎。

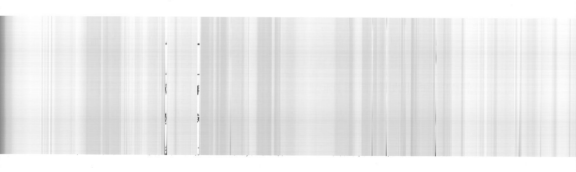

| 咯血 | 50%～70%患者反复咯血 | 约 1/3 患者咯血 |
| 体征 | 早期或干性支气管扩张无异常体征;继发感染者可有湿啰音 | 体征与脓肿大小和部位有关 |

【治疗】

(1)控制基础疾病;控制急性期感染;改善气流受限,可用 β_2 受体激动剂、氨茶碱等。

（2）清除气道分泌物　①使用化痰药物雾化吸入；②物理治疗（振动、拍背、体位引流）。

（3）手术治疗　手术指征为反复呼吸道急性感染或大咯血者，病变范围局限，药物治疗不能控制咯血。

第四节　慢性支气管炎

【定义】慢性支气管炎是气管、支气管黏膜及其周围组织的慢性非特异性炎症。临床上以咳嗽、咳痰为主要症状。每年发病持续3个月，并连续2年或2年以上，排除其他慢性气道疾病者。

【临床表现】

（1）缓慢起病，病程较长，反复发作。

（2）咳嗽，咳痰，或伴有喘息。急性加重的主要原因是呼吸道感染。

（3）体征早期可无异常体征。急性发作期可在背部或双肺底闻及干、湿啰音，咳嗽后减少或消失。

（4）X线检查早期可无异常，后表现为肺纹理增粗、紊乱，呈网状或条索状影，下肺明显。

（5）呼吸功能检查早期无异常。

【鉴别诊断】①咳嗽变异型哮喘。②嗜酸性粒细胞支气管炎。③肺结核。④支气管肺癌。⑤肺间质纤维化。⑥支气管扩张。

【治疗】

1. 急性加重期

①积极控制感染。②镇咳药物及祛痰药物吸入治疗。③平喘药物应用。

2. 缓解期的治疗

①戒烟。②增强体质。③预防感冒、感染。④中医中药治疗。

第五节 感染性肺炎

【定义】感染性肺炎是指终末气道、肺泡和间质的炎症。可由病原微生物、理化因素、免疫损伤、过敏及药物所致。

【临床表现】常见症状为咳嗽、咳痰或原有呼吸道症状加重,并出现浓痰或血痰。大多数患者有发热。病变范围较大者可有呼吸困难,呼吸窘迫,呼吸频率增快,鼻翼扇动,发绀。患肺叩诊浊音,触觉语颤减弱或增强,呼吸音减弱,肺听诊可闻及湿啰音。波及胸膜,可引起胸膜渗液或脓胸。

【鉴别诊断】①肺结核:低热、盗汗、疲乏无力;特异性X线表现;一般抗菌药物无效。②肺癌多无急性感染中毒症状,痰或活检见癌细胞可确诊。③急性肺脓肿咳大量脓臭痰是肺脓肿的特征。④肺血栓栓塞症。⑤非感染性肺部浸润。

不同病因引起的肺炎的鉴别诊断见表2-4。

表2-4 不同病因引起的肺炎的鉴别诊断

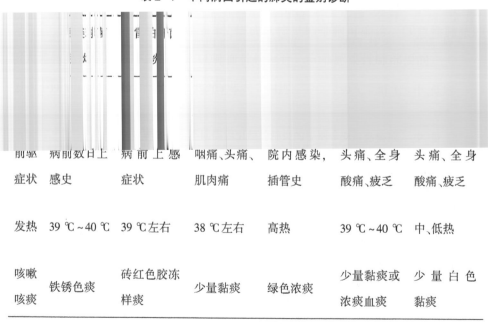

前驱症状	病前数日上感史	病前上感症状	咽痛、头痛、肌肉痛	院内感染、插管史	头痛、全身酸痛、疲乏	头痛、全身酸痛、疲乏
发热	39℃~40℃	39℃左右	38℃左右	高热	39℃~40℃	中、低热
咳嗽咳痰	铁锈色痰	砖红色胶冻样痰	少量黏痰	绿色浓痰	少量黏痰或浓痰血痰	少量白色黏痰

续　表

鉴别项目	肺炎链球菌肺炎	克雷伯杆菌肺炎	肺炎支原体肺炎	铜绿假单胞菌	军团菌肺炎	病毒性肺炎
疾病特点	不易形成空洞	砖红色果冻样痰是特征	阵发刺激性咳嗽为突出	—	—	—
X线	肺叶或肺段实变,假空洞征	肺大叶实变,蜂窝状肺脓肿	下叶间质炎,支气管炎	弥漫性支气管肺炎、早期肺脓肿	肺下叶斑片状浸润、无空洞	双肺弥漫性结节性浸润
首选药物	青霉素G	氨基糖苷类+2、3代头孢菌素	红霉素	氨基糖苷类+半合成青霉素	红霉素	利巴韦林、阿昔洛韦、阿糖腺苷、金刚烷胺
次选药物	喹诺酮类、头孢菌素类、万古霉素	2、3代头孢菌素类	喹诺酮类、四环素	头孢菌素类、氟喹诺酮类	利福平、四环素、SMZ	—

【治疗】

(1)及时经验性抗菌治疗。

(2)重视病情评估和病原学检查,治疗过程中需经常评价整体病情的治疗反应。

(3)初始经验治疗要求覆盖感染性肺炎最常见病原体。

(4)减少不必要住院和延长住院治疗。

(5)支持治疗纠正低蛋白血症,维持水电解质平衡及酸碱平衡,循环及心肺功能支持。

(6)氧疗及机械通气支持。

第六节 肺结核

【定义】肺结核病是由结核分枝杆菌引起的慢性传染病,肺结核病可侵及多个脏器,以肺部结核感染最为多见。

【临床表现】

(1)咳嗽、咳痰是肺结核最常见的症状。

(2)咯血 约1/3患者有咯血,多数为少量咯血。

(3)胸痛 结核累及胸膜时可有胸痛,随呼吸运动和咳嗽加重。

(4)呼吸困难 多见于干酪样肺炎和大量胸腔积液患者。

(5)发热 多为午后潮热,体温从下午或傍晚开始升高,第二天早晨降至正常。

(6)其他症状 部分患者可有倦怠乏力、盗汗、食欲减退、体重减轻等。育龄女性可有月经不调。

(7)体征变化 取决于病变性质和范围。病变范围较小时,可以没有任何体征;渗出范围较大或干酪样坏死时,则可有肺实变体征。

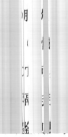

表 2-5　不同类型肺结核的鉴别诊断

鉴别项目	原发型肺结核	血性播散型肺结核	浸润型肺结核	纤维空洞型肺结核	结核性胸膜炎
好发年龄	少年儿童	婴幼儿、青少年	成人	—	任何人可发生,以儿童、青少年为主
发病	隐匿	急性、亚急性	缓慢	慢性迁延	原发灶迁延至胸膜
好发部位	通气较大的部位	全肺或双上、中肺野	锁骨上下	—	干性胸膜炎多发生于肺尖后部,其次为胸下部
特点	最易自愈	最严重	最常见类型	肺组织破坏严重	常局限性胸膜粘连而自愈
X线	原发综合征(哑铃状阴影,原发病灶、淋巴管、肺门淋巴结三联征)	分布三均匀(急性)或三不均匀(亚急性)粟粒状结节阴影	絮状阴影、边界模糊,可有结核球,空洞形成	空洞形成,胸膜增厚	干性胸膜炎X线多无表现,渗液量达300 mL以上时,可见肋膈角

【治疗】

1. 化疗原则

早期,规律,全程,适量,联合使用敏感药物。短程化疗 6~9 个月。

2.常用抗结核药物

①异烟肼(N);②利福平(R);③吡嗪酰胺(Z);④乙胺丁醇(E);⑤链霉素(S);⑥对氨基水杨酸(P)。

3.统一标准化疗方案(表2-6)

表2-6　肺结核的统一标准化疗方案

肺结核	每日用药方案	间歇用药方案
初治痰涂阳性	2HRZE/4HR	$2H_3R_3Z_3E_3/4H_3R_3$
复治痰涂阳性	2HRZSE/4	$2H_3R_3Z_3S_3E_3/6H_3R_3E_3$
初治痰涂阴性	2HRZ/4HR	$2H_3R_3Z_3/4H_3R_3$

4.对症治疗

对于大咯血,可给予垂体后叶素缓慢注射。冠心病、高血压、心衰患者,孕妇慎用。

核性脓胸、支气管胸膜瘘、大咯血保守治疗无效者。

第七节　慢性阻塞性肺疾病

【定义】慢性阻塞性肺疾病(COPD)是一种具有气流受限特征的疾病,气流受限不完全可逆,呈进行性发展,与肺部对有害气体或有害颗粒的异常炎症反应有关。

【临床表现】

1. 慢性咳嗽，咳痰

是 COPD 的主要症状。晨间咳嗽明显，夜间有阵咳或排痰。

2. 痰的性状

一般为白色黏液或浆液性泡沫性痰，偶可带血丝，清晨排痰较多。急性发作期痰量增多，可有脓性痰。

3. 气短或呼吸困难

早期在劳力时出现，后逐渐加重，以致在日常活动甚至休息时也感到气短。

4. 喘息和胸闷

部分患者特别是中毒患者或急性加重时出现喘息。

5. 其他

晚期患者有体重减轻，食欲减退。

【鉴别诊断】①支气管哮喘。②支气管扩张。③肺结核。④肺癌。⑤其他原因所致呼吸气腔扩大。

COPD 与支气管哮喘、充血性心力衰竭、支气管扩张的鉴别诊断见表 2-7。

表 2-7 COPD 的鉴别诊断

疾病名称	COPD	支气管哮喘	充血性心力衰竭	支气管扩张症
发病年龄及诱因	中年发病	早年（幼年）发病	老年发病	感染发病
病史	慢性进行性症状	症状变异大，急性发作	心脏病史	感染史
肺功能检查	气流受限大多不可逆	气流受限大多可逆	肺功能显示限制性通气功能障碍	支气管扩张，支气管壁增厚，结构损坏

续　表

疾病名称	COPD	支气管哮喘	充血性心力衰竭	支气管扩张症
影像学检查	X 线检查示肺纹理增粗紊乱,可出现肺气肿改变	非发作期无明显变化	胸片或胸部 CT 示心脏扩大,肺水肿	胸片或胸部 HRCT 显示支气管扩张,支气管壁增厚

【治疗】

1. 稳定期治疗

①教育和劝导患者戒烟;脱离(致病)环境污染。②支气管舒张药:短期缓解症状,长期规则应用以预防和减轻症状:如 β_2 受体激动剂;抗胆碱药;茶碱类。③祛痰药。④长期家庭氧疗(LTOT)。

2. 急性加重期治疗

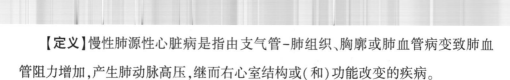

【定义】慢性肺源性心脏病是指由支气管-肺组织、胸廓或肺血管病变致肺血管阻力增加,产生肺动脉高压,继而右心室结构或(和)功能改变的疾病。

【临床表现】

1. 功能代偿期

(1)慢性咳嗽、咳痰或哮喘病史。逐步出现乏力,呼吸困难。

(2)体查肺气肿表现,桶状胸;叩诊过清音,听诊呼吸音低,可闻及干湿啰音。

(3)心音轻,肺动脉区第二音亢进,剑突下有明显心脏搏动。

（4）颈静脉可有轻度怒张。

2.功能失代偿期

（1）呼吸衰竭　多见于急性呼吸道感染后。缺氧早期主要表现为发绀、心悸和胸闷等，进一步发展时发生低氧血症。

（2）心力衰竭。

【鉴别诊断】①冠状动脉粥样硬化性心脏病。②风湿性心瓣膜病。③其他：原发性心肌病、缩窄性心包炎等。

【治疗】

1.缓解期治疗

①冷水擦身和练习膈式呼吸，改善肺脏通气等耐寒及康复锻炼。②镇咳、祛痰、平喘、抗感染等对症治疗。③提高机体免疫力药物。④长期氧疗可以改善慢性肺心病患者生存率。⑤中医中药治疗。

2.急性期治疗

①控制呼吸道感染是最重要的急性期治疗，需积极应用抗菌药物予以控制。②改善呼吸功能，抢救呼吸衰竭。③控制心力衰竭，可以应用：利尿药；洋地黄类药物，需控制用量，监测血生化指标，防止洋地黄中毒；血管扩张剂。④控制心律失常。⑤应用糖皮质激素。⑥积极对症处理并发症。酸碱平衡失调和电解质紊乱，消化道出血，休克，弥漫性血管内凝血等。⑦中医中药治疗。

第九节　阻塞性睡眠呼吸暂停低通气综合征

【定义】阻塞性睡眠呼吸暂停低通气综合征（SAHS）以睡眠过程中口鼻呼吸气流均停止大于10s，呼吸气流强度降至正常气流强度50%以下，并伴有SaO_2%下降≥4%为特点。

【临床表现】

（1）打鼾，且鼾声很大，打鼾与呼吸暂停间歇交替发作。

（2）严重患者常出现窒息后憋醒，憋醒后感心慌、胸闷或心前区不适。

（3）白天嗜睡、困倦、频繁打瞌睡。

（4）全身脏器功能损害肺动脉高压、肺心病、心律失常、高血压、心肌梗死、脑栓塞、红细胞增多、肾功能减退、代谢紊乱和性欲减退。

【鉴别诊断】①肺动脉高压。②中枢性睡眠呼吸暂停综合征（CSAS）。③低通气综合征和其他原因低通气。④原发性鼾症。⑤上气道阻力综合征。

阻塞性睡眠呼吸暂停低通气综合征与原发性鼾症、中枢性睡眠呼吸暂停综合征的鉴别见表 2-8。

表 2-8　SAHS 与原发性鼾症、CSAS 的鉴别诊断

鉴别项目	阻塞性睡眠呼吸暂停低通气综合征	原发性鼾症	中枢性睡眠呼吸暂停综合征
鼾症	打鼾和呼吸暂停明显	严重打鼾	没有打鼾和呼吸暂停
胸腹呼吸	—	无呼吸暂停和血氧饱和度	胸腹呼吸运动

用镇静剂。

2. 呼吸机治疗

经鼻持续性气道正压呼吸较好预防该病。应用自动调节 CPAP 呼吸机可以增加患者耐受度。

3. 手术治疗

鼻甲肥大、鼻息肉、扁桃体和增殖体肥大者可行手术。腭垂、腭咽成形术（UP-PP）手术总效率为 50%～60%。极严重者可考虑气管切开和造瘘术。

第十节 肺血栓栓塞症

【定义】肺血栓栓塞症是以各种栓子阻塞肺动脉系统为其发病原因的一组疾病或临床综合征的总称。肺动脉发生栓塞后,若其支配区肺组织因血流受阻或中断而发生坏死,称为肺梗死。

【临床表现】①呼吸困难或气短,活动后加剧。②胸痛,多数为胸膜性疼痛,少数为心绞痛样发作。③咳嗽,咯血。④昏厥。⑤无症状者可占6.9%。⑥值得注意:典型肺梗死三联征(胸痛,呼吸困难及咯血)不足1/3。⑦体征:发热,呼吸增快,心率增加和发绀。⑧肺野可闻及干湿啰音,可有血管杂音。⑨最有意义的体征是颈静脉充盈、搏动。

【诊断】①血D-二聚体大量增高,甚至多于100倍。②肺动脉造影见肺血管充盈缺损,血流阻断征象。③核素肺通气/灌注扫描,表现为通气/血流不匹配。④超声心动图见右心房或右心室发现血栓或肺动脉近端血栓。

【鉴别诊断】①冠状动脉粥样硬化性心脏病。②肺炎。③原发性肺动脉高压。④主动脉夹层。⑤其他原因所致胸腔积液。⑥其他原因所致晕厥、休克。

本病临床表现缺乏特异性,易与其他疾病相混淆,临床上漏诊误诊率极高。

【治疗】①一般处理和呼吸循环支持。②溶栓治疗。③抗凝治疗,常用药物主要为肝素;对于大面积栓塞且无禁忌证可以考虑溶栓。溶栓主要的并发症为出血,最严重的是颅内出血。常用的溶栓药物有尿激酶、链激酶和重组组织型纤溶酶原激活剂。④肺动脉血栓摘除术。⑤肺动脉导管碎解和抽吸术。⑥放置腔静脉滤器。⑦介入手术。

第十一节 气 胸

【定义】气体进入胸膜腔,造成积气状态,称为气胸。

【临床表现】①继发性胸痛,继之有胸闷和呼吸困难。②刺激性咳嗽,刺激性干咳。③张力性气胸患者表现为精神高度紧张、恐惧、烦躁不安、气促、窒息感、发绀、出汗,并有脉搏细弱而快、血压下降、休克状态,甚至出现意识不清、昏迷。④听诊患侧肺呼吸音减弱,部分患者可有哮鸣音。

【鉴别诊断】①支气管哮喘与阻塞性肺气肿。②急性心肌梗死。③肺血栓栓塞症。④肺大泡。

不同类型气胸的鉴别诊断见表2-9。

【治疗】①保守治疗:主要适用于稳定型小量气胸,首次发生症状较轻的气胸。大部分患者可保守治愈。②胸腔穿刺抽气:适用于小量气胸、呼吸困难较轻、心肺功能尚好的闭合性气胸。③胸腔闭式引流。

表2-9　不同类型气胸的鉴别诊断

鉴别项目	闭合性气胸	张力性气胸	开放性气胸
胸膜裂口	小	呈单向活瓣作用	大,持续开启
空气进出	空气不能自由进入	空气只进,不出	可自由进出胸膜腔
胸腔内压	接近或略超过大气压	持续升高,高压	接近0

第三章　消化内科疾病

第一节　消化道大出血

【定义】消化道出血是临床常见严重的症候。上消化道出血部位指屈氏韧带以上的食管、胃、十二指肠、上段空肠以及胰管和胆管的出血。屈氏韧带以下的肠道出血称为下消化道出血。

【临床表现】一般每日出血量在 5 mL 以上,大便色不变;50~100 mL 以上出现黑粪。

1. 一般状况

失血量少,在400 mL 以下,血容量轻度减少,可由组织液及脾贮血所补偿,循环血量在 1 h 内即得改善,故可无自觉症状。当出现头晕、心慌、冷汗、乏力、口干等症状时,表示急性失血在 400 mL 以上;如果有晕厥、四肢冰凉、尿少、烦躁不安时,表示出血量大,失血至少在 1200 mL 以上;若出血仍然继续,除晕厥外,尚有气短、无尿,此时急性失血已达 2000 mL 以上。

2. 脉搏

脉搏的改变是失血程度的重要指标。急性消化道出血时血容量锐减、最初的机体代偿功能是心率加快。小血管反射性痉挛,使肝、脾、皮肤血窦内的储血进入循环,增加回心血量,调整体内有效循环量,以保证心、肾、脑等重要器官的供血。一旦由于失血量过大,机体代偿功能不足以维持有效血容量时,就可能进入休克状态。所以,当大量出血时,脉搏快而弱(或脉细弱),脉搏增至 100~120 次/分以上,失血估计为 800~1600 mL;脉搏细微,甚至扪不清时,失血已达 1600 mL 以上。

3. 血压

急性失血 800 mL 以上时(占总血量的 20%),收缩压可正常或稍升高,脉压缩小;急性失血 800 ~ 1600 mL 时(占总血量的 20% ~ 40%),收缩压可降至 9.33 ~ 10.67 kPa(70 ~ 80 mmHg),脉压小;急性失血 1600 mL 以上时(占总血量的 40%),收缩压可降至 6.67 ~ 9.33 kPa(50 ~ 70 mmHg),更严重的出血,血压可降至零。

4. 血常规

若病人出血前无贫血,血红蛋白在短时间内下降至 7g 以下,表示出血量大,在 1200 mL 以上。大出血后 2 ~ 5h,白细胞计数可增高,但通常不超过 $15×10^9/L$。

5. 尿素氮

上消化道大出血后数小时,血尿素氮增高,1 ~ 2d 达高峰,3 ~ 4d 内降至正常。如再次出血,尿素氮可再次增高。

【鉴别诊断】

1. 上消化道大量出血的早期识别

若上消化道出血引起的急性周围循环衰竭征象的出现先于呕血和黑粪,就必

(1)病史与体征　　消化性溃疡患者 80% ~ 90% 都有长期规律性上腹疼痛史,并在饮食不当、精神疲劳等诱因下并发出血,出血后疼痛减轻,急诊或早期胃内镜检查即可发现溃疡出血灶。呕出大量鲜红色血而有慢性肝炎、血吸虫病等病史,伴有肝掌、蜘蛛痣、腹壁静脉曲张、脾大、腹水等体征时,以门脉高压食管静脉曲张破裂出血为最大可能。45 岁以上慢性持续性粪便匿血试验阳性,伴有缺铁性贫血者应考虑胃癌或食管裂孔疝。有服用消炎止痛或肾上腺皮质激素类药物史或严重创伤、手术、败血症时,其出血以应激性溃疡和急性胃黏膜病变为可能。50 岁以上原因不明的肠梗阻及便血,应考虑结肠肿瘤。60 岁以上有冠心病、心房颤动病史的

腹痛及便血者,缺血性肠病可能大。突然腹痛,休克,便血者要立即想到动脉瘤破裂。黄疸,发热及腹痛者伴消化道出血时,胆道源性出血不能除外,常见于胆管结石或胆管蛔虫症。上消化道大量出血病因、部位和程度的鉴别诊断见表3-1。

表3-1　上消化道大量出血病因、部位和程度的鉴别诊断

鉴别项目	胃十二指肠溃疡出血	门脉高压出血	出血性胃炎	胆道出血
病史	有慢性溃疡史	有肝病史,常在进食后或静脉压增加后出现	有酗酒,服用非留体抗炎药、激素史或休克、脓毒症、烧伤、大手术和中枢神经系统的损伤以后	肝部外伤,肝胆疾病史
出血程度	出血的严重程度取决于被腐蚀的血管:静脉出血较为缓慢;动脉出血则呈搏动性喷射	难以自止的大出血。出血很突然,多表现为大量呕吐鲜血	可表现出大出血	血液进入胆道,较少有呕血、吐血的症状
位置	一般位于十二指肠球部后壁或胃小弯	食管、胃底的黏膜	胃黏膜	胆道

(2)特殊诊断方法　X线钡剂检查:仅适用于出血已停止和病情稳定的患者,其对急性消化道出血病因诊断的阳性率不高。内镜检查;血管造影;放射性核素显像:近年应用放射性核素显像检查法来发现活动性出血的部位,其方法是静脉注射^{99m}锝胶体后作腹部扫描,以探测标记物从血管外溢的证据。

【治疗】

1. 一般治疗

卧床休息;观察神色和肢体皮肤是冷湿或温暖;记录血压、脉搏、出血量与每小

时尿量;保持静脉能路并测定中心静脉压。保持病人呼吸道通畅,避免呕血时引起窒息。大量出血者宜禁食,少量出血者可适当进流质。

2. 补充血容量

当血红蛋白低于 9 g/dl,收缩血压低于 12 kPa(90 mmHg)时,应立即输入足够量的全血。

3. 上消化道大量出血的止血处理

①胃内降温。②口服止血剂。③抑制胃酸分泌和保护胃黏膜。④内镜直视下止血。⑤食管静脉曲张出血的非外科手术治疗。

4. 下消化道出血的治疗

(1)一般治疗　积极的给予抗休克等治疗。患者绝对卧位休息,禁食或低渣饮食,必要时给予镇静剂。经静脉或肌肉途径给予止血剂。

(2)手术治疗　在出血原因和出血部位不明确的情况下,不主张盲目行剖腹探查,若有下列情况时可考虑剖腹探查术:①活动性仍有大出血并出现血流动力学不稳定,不允许做 TCR-BCS、动脉造影或其他检查;②上述检查未发现出血部位,

5. 手术处理

(1)食管胃底静脉曲张出血　采取非手术治疗如输血、药物止血、三腔管、硬化剂及栓塞仍不能控制出血者,应作紧急静脉曲张结扎术。有严重肝硬化引起者亦可考虑肝移植术。

(2)溃疡病出血　当上消化道持续出血超过 48h 仍不能停止;24h 内输血 1500 mL 仍不能纠正血容量、血压不稳定;保守治疗期间发生再出血者;内镜下发现有动脉活动出血等情况,死亡率高达 30%,应尽早外科手术。

（3）肠系膜上动脉血栓形成或动脉栓塞　常发生在有动脉粥样硬化的中老年人,突然腹痛与便血,引起广泛肠坏死的死亡率高达 90.5%,必须手术切除坏死的肠组织。

第二节　慢性胃炎

【定义】慢性胃炎是由各种病因引起的胃黏膜慢性炎症。

【临床表现】由幽门螺杆菌引起的慢性胃炎多数患者无症状;有症状者表现为上腹痛或不适、上腹胀、早饱、嗳气、恶心等消化不良症状;自身免疫性胃炎患者可伴有贫血,在典型恶性贫血时除贫血外还可伴有维生素 B 缺乏的其他临床表现。

【治疗】

1. 消除病因

①祛除各种可能致病的因素,注意饮食卫生,防止暴饮暴食。②积极治疗口、鼻、咽部的慢性疾患。③加强锻炼,提高身体素质。

2. 药物治疗

①疼痛发作时可用阿托品、普鲁本辛、颠茄合剂等。②胃酸增高可用 PPI 质子泵抑制剂如雷贝拉唑、兰索拉唑、奥美拉唑等。③胃酸缺乏或无酸者可给予 1% 稀盐酸或胃蛋白酶合剂,伴有消化不良可加用胰酶片、多酶片等助消化药。④胃黏膜活检发现幽门螺杆菌者加服抗生素治疗。⑤胆汁反流明显者可用甲氧氯普胺(胃复安)和吗丁啉以增强胃窦部蠕动,减少胆汁反流;铝碳酸镁片、考来烯胺、硫糖铝可与胆汁酸结合、减轻症状。

第三节　消化性溃疡

【定义】消化性溃疡主要指发生在胃和十二指肠的慢性溃疡,即胃溃疡(GU)和十二指肠溃疡(DU),因溃疡形成与胃酸/胃蛋白酶的消化作用有关而得名。

【临床表现】上腹痛是消化性溃疡的主要症状,典型的消化性溃疡有如下临床特点:①慢性过程,病史可达数年至数十年;②周期性发作,发作与自发缓解相交替,发作期可为数周或数月,缓解期亦长短不一,短者数周、长者数年;发作常有季节性,多在秋冬或冬春之交发病,可因精神情绪不良或过劳而诱发;③发作时上腹痛呈节律性,表现为空腹痛即餐后 2~4h 或(及)午夜痛,腹痛多为进食或服用抗酸药所缓解,典型节律性表现在 DU 多见。

【鉴别诊断】(表 3-2)

表 3-2　十二指肠溃疡与胃溃疡的鉴别诊断

鉴别项目	十二指肠溃疡	胃溃疡
好发部位	球部前壁	胃角和胃窦小弯
发病机制	主要是侵袭因素增强	主要是保护因素减弱
发病年龄	青壮年	中老年,比十二指肠溃疡晚 10 年
与非甾体抗炎药关系	5%有关	25%有关
与应激关系	明显	不明显
疼痛	餐前痛→进餐后缓解→餐后 2~4h 再痛→进食后缓解	餐后 1h 疼痛→1~2h 逐渐缓解→下次进餐再痛
腹痛特点	多为饥饿痛,夜间痛多见,节律性疼痛多见	多为进食痛,夜间痛少见,节律性痛少见
癌变	否	小于 1%
复发率	高	低

【治疗】

1. 治疗原则

①消除症状,促进溃疡愈合。②预防复发和避免并发症。③整体治疗与局部治疗相结合,要强调治疗的长期性和持续性。④选择药物要效果好、价廉、使用方便和个体化。⑤必要时手术治疗。

2. 用药原则

(1)胃溃疡与十二指肠溃疡在治疗上既有相同之外,亦有异处。相同点在应用制酸药物(包括 H_2 受体阻断剂或质子泵抑制剂及一般碱性药物)杀灭幽门螺杆菌。不同点是胃溃疡的治疗需用促进胃排空药物如吗丁啉、西沙必利等,而十二指肠溃疡则不宜应用,而多用抗胆碱药物如阿托品、普鲁苯辛等。

(2)溃疡的治疗在初治或病情较轻者,可先采用 H_2 受体阻断剂,无效或顽固性溃疡或有并发症者改用质子泵抑制剂。

(3)可辨证加用中药或中成药。

3. 外科手术指征

外科手术主要限于少数有并发症者,包括:①大量出血经内科治疗无效;②急性穿孔;③瘢痕性幽门梗阻;④胃溃疡癌变;⑤严格内科治疗无效的顽固性溃疡。

第四节　胃食管反流病

【定义】胃食管反流病(GERD)是指胃十二指肠内容物反流入食管引起烧心等症状,可引起反流性食管炎(RE),以及咽喉、气道等食管邻近的组织损害。

【临床表现】

1. 典型症状

烧心和反流是本病最常见的症状。常在餐后 1h 出现,卧位、弯腰或腹压增高时可加重,部分患者烧心和反流症状可在夜间入睡时发生。

2.非典型症状

指除烧心和反流之外的食管症状。胸痛由反流物刺激食管引起,疼痛发生在胸骨后。严重时可为剧烈刺痛,可放射到后背、胸部、肩部、颈部、耳后,有时酷似心绞痛,可伴有或不伴有烧心和反流。由 GERD 引起的胸痛是非心源性胸痛的常见病因。吞咽困难见于部分患者,症状呈间歇性,进食固体或液体食物均可发生。少部分患者吞咽困难是由食管狭窄引起,此时吞咽困难可呈持续性或进行性加重。有严重食管炎或并发食管溃疡者,可伴吞咽疼痛。

由反流物刺激或损伤食管以外的组织或器官引起,如咽喉炎、慢性咳嗽和哮喘。

【并发症】

(1)上消化道出血反流性食管炎患者,因食管黏膜糜烂及溃疡可以导致上消化道出血,临床表现可有呕血和(或)黑便以及不同程度的缺铁性贫血。

(2)食管狭窄食管炎反复发作致使纤维组织增生,最终导致瘢痕狭窄。

(3)Barrett 食管:内镜下表现为正常呈现均匀粉红带灰白的食管黏膜出现胃黏膜的橘红色,分布可为岛状、条状、环状。

24 小时食管 pH 监测,如证实有食管过度酸反流,诊断成立。

由于 24 小时食管 pH 监测需要一定仪器设备且为侵入性检查,常难于在临床常规应用。因此,临床上对疑诊为本病而内镜检查阴性患者常用质子泵抑制剂(PPI)作试验性治疗(如奥美拉唑每次 20 mg,2 次/日,连用 7~14 天),如有明显效果,本病诊断一般可成立。对症状不典型患者,常需结合内镜检查、24 小时食管 pH 监测和试验性治疗进行综合分析来做出诊断。胃食管反流病与心绞痛的鉴别见表3-3。

表 3-3　胃食管反流病与心绞痛的鉴别诊断

鉴别项目	胃食管反流病	心绞痛
疼痛表现	胸骨后或胸骨下烧灼痛、刺痛,也可以为钝痛;其发作与进食、体力活动、体位如卧位和弯腰等有关	夜间发病,劳累后加重
缓解	进食牛乳、饮水、制酸剂可缓解	进食后不能缓解,体位对病情影响小,服用扩血管药物,如单硝酸异山梨酯(消心痛)、硝酸甘油等明显有效

【治疗】胃食管反流病的治疗目的是控制症状、治愈食管炎、减少复发和防治并发症。

1.一般治疗

改变生活方式与饮食习惯。为了减少卧位及夜间反流可将床头抬高 15～20 cm。避免睡前 2h 内进食,白天进餐后亦不宜立即卧床。注意减少一切引起腹压增高的因素,如肥胖、便秘、紧束腰带等。应避免进食使 LES 压降低的食物,如高脂肪、巧克力、咖啡、浓茶等。应戒烟及禁酒。避免应用降低 LES 压的药物及引起胃排空延迟的药物。如一些老年患者因 LES 功能减退易出现胃食管反流,如同时合并有心血管疾患而服用硝酸甘油加重反流症状,应适当避免。一些支气管哮喘患者如合并胃食管反流可加重或诱发哮喘症状,尽量避免应用茶碱及多巴胺受体激动剂,并加用抗反流治疗。

2.药物治疗

(1)促胃肠动力药　如多潘立酮、莫沙必利、依托必利等。

(2)抑酸药　H₂ 受体阻断剂(H₂RA):如西咪替丁、雷尼替丁、法莫替丁等。质子泵抑制剂(PPI):包括奥美拉唑、兰索拉唑、泮托拉唑、雷贝拉唑和埃索美拉唑等。抗酸药:仅用于症状轻、间歇发作的患者,作为临时缓解症状用。

3. 维持治疗

H_2RA 和 PPI 均可用于维持治疗,其中以 PPI 效果最好。

4. 抗反流手术治疗

抗反流手术是不同术式的胃底折叠术,目的是阻止胃内谷反流入食管。抗反流手术的疗效与 PPI 相当,但术后有一定并发症。因此,对于那些需要长期使用大剂量 PPI 维持治疗的患者,可以根据患者的意愿来决定抗反流手术。对确证由反流引起的严重呼吸道疾病的患者,PPI 疗效欠佳者,宜考虑抗反流手术。

5. 并发症的治疗

①食管狭窄除极少数严重瘢痕性狭窄需行手术切除外,绝大部分狭窄可行内镜下食管扩张术治疗。②Barrett 食管必须使用 PPI 治疗及长程维持治疗。

第五节　　慢性腹泻

【定义】健康人每日解成形便一次,粪便量不超过 200~300g。腹泻时排便次数

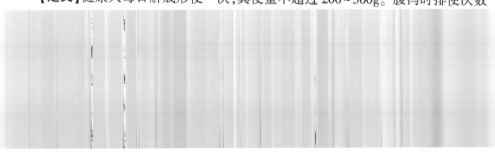

腹部两侧或下腹,常于便后缓解或减轻,排便次数多且急,粪便量少,常含有血及黏液;直肠病变引起者常伴有里急后重。

(1)腹泻　病变位于直肠或乙状结肠患者多有便意频繁和里急后重。

(2)腹泻伴随症状　因病因不同而伴有腹痛、发热、消瘦、腹部肿块或消化性溃疡等。

【鉴别诊断】见表 3-4。

表 3-4 慢性腹泻与营养不良、细菌性痢疾的鉴别诊断

疾病名称	慢性腹泻	营养不良	细菌性痢疾
临床表现	大便次数增多便稀,甚至带黏胨、脓血,持续2个月以上,无里急后重,大便量多,色浅;病变位于直肠或乙状结肠患者多有便意频繁和里急后重	主要见于3岁以下婴幼儿。临床常见三种类型:能量供应不足为主,表现为体重明显减轻,皮下脂肪减少者称为消瘦型;以蛋白质供应不足为主,表现为水肿的称为浮肿型,介于两者之间的消瘦-浮肿型	由痢疾杆菌引起的常见急性肠道传染病,以结肠化脓性炎症为主要病变,有全身中毒症状,腹痛、腹泻、里急后重,排脓血便等临床表现

【治疗】

1. 病因治疗

感染性腹泻需根据病原体进行治疗。乳糖不耐受症和麦胶性乳糜泻需分别剔除食物中的乳糖或麦胶类成分。高渗性腹泻应停食高渗的食物或药物。胆盐重吸收障碍引起的结肠腹泻可用考来烯胺吸附胆汁酸而止泻。治疗胆汁酸缺乏所致的脂肪泻,可用中链脂肪代替日常食用的长链脂肪,前者不需经结合胆盐水解和微胶粒形成等过程而直接经门静脉系统吸收。

2. 对症治疗

(1)纠正腹泻所引起的失水、电解质紊乱和酸碱平衡失调。

(2)对严重营养不良者,应给予营养支持。谷氨酰胺是体内氨基酸池中含量最多的氨基酸,它虽为非必需氨基酸,但却是生长迅速的肠黏膜细胞所特需的氨基酸,与肠黏膜免疫功能、蛋白质合成有关。因此,对弥漫性肠黏膜受损者,谷胺酰胺是黏膜修复的重要营养物质,在补充氨基酸时应注意补充谷胺酰胺。

(3)严重的非感染性腹泻可用止泻药。常用双八面体蒙脱石、次碳酸铋、氢氧化铝凝胶。

第六节　溃疡性结肠炎

【定义】溃疡性结肠炎是一种病因尚不十分清楚的直肠和结肠慢性非特异性炎症性疾病。病变主要限于大肠黏膜与黏膜下层。病情轻重不等,多呈反复发作的慢性病程。

【临床表现】①腹泻:排出含有血、脓和黏液的粪便,常伴有阵发性结肠痉挛性疼痛,并里急后重,排便后可获缓解。轻型患者症状较轻微,腹泻不足 5 次/日。重型腹泻在 5 次/日以上,为水泻或血便。②黏液脓血便。③腹痛。

【并发症】①中毒性结肠扩张。②肠穿孔。③大出血。④息肉。⑤癌变。⑥小肠炎。⑦与自身免疫反应有关的并发症:关节炎;皮肤黏膜病变;眼部病变。

【鉴别诊断】溃疡性结肠炎与结肠克罗恩病的主要鉴别点见表 3-5。

表 3-5　溃疡性结肠炎与结肠克罗恩病的主要鉴别点

鉴别项目	溃疡性结肠炎	结肠克罗恩病
末端回肠受累	罕见	多见
内镜表现	浅溃疡,黏膜弥漫性充血水肿、颗粒状、质脆、出血炎性息肉,桥状黏膜,结肠袋消失	纵行或匍匐溃疡,周围黏膜正常或鹅卵石样改变
典型病理改变	隐窝脓肿、浅溃疡杯状细胞减少和潘氏细胞化生	节段性改变、裂隙状溃疡、非干酪坏死性肉芽肿
结肠穿孔	少见	少见
瘘管形成	罕见	多见

鉴别项目	溃疡性结肠炎	结肠克罗恩病
脓血便	多见	少见
肠腔狭窄	少见,中心性	多见,偏心性

【治疗】治疗目的是控制急性发作,维持缓解,减少复发,防治并发症。

1. 内科治疗

(1)卧床休息和全身支持治疗　包括液体和电解质平衡,尤其是钾的补充,低血钾者应予纠正。同时要注意蛋白质的补充,改善全身营养状况,必要时应给予全胃肠道外营养支持,有贫血者可予输血,胃肠道摄入时应尽量避免牛奶和乳制品。

(2)药物治疗　①柳氮磺胺吡啶水杨酸制剂,如艾迪莎、美沙拉嗪等;②皮质类固醇:泼尼松或地塞米松;③免疫抑制剂;④中药治疗。

2. 外科治疗

有 20%～30%重症溃疡性结肠炎患者最终手术治疗

(1)手术指征　急症手术的指征:①大量、难以控制的出血;②中毒性巨结肠伴临近或明确的穿孔,或中毒性巨结肠经几小时而不是数天治疗无效者;③暴发性急性溃疡性结肠炎对类固醇激素治疗无效,亦即经 4～5d 治疗无改善者;④由于狭窄引致梗阻;⑤怀疑或证实有结肠癌;⑥难治性溃疡性结肠炎反复发作恶化,慢性持续性症状,营养不良,虚弱,不能工作,不能参加正常社会活动和性生活;⑦当类固醇激素剂量减少后疾病即恶化,以致几个月甚至几年不能停止激素治疗;⑧儿童患慢性结肠炎而影响其生长发育时;⑨严重的结肠外表现如关节炎,坏疽性脓皮病或胆肝疾病等手术可能对其有效果。

(2)手术方式　①结直肠全切除、回肠造口术;②结肠全切除、回直肠吻合术;③控制性回肠造口术;④结直肠全切除、回肠袋肛管吻合术。

第七节　炎症性肠病

【定义】炎症性肠病是一种原因不明的肠道炎症性疾病,在胃肠道的任何部位均可发生,但好发于末端回肠和右半结肠。本病和慢性非特异性溃疡性结肠炎两者统称为炎症性肠病(IBD)。本病临床表现为腹痛、腹泻、肠梗阻,伴有发热、营养障碍等肠外表现。病程多迁延,反复发作,不易根治。本病又称局限性肠炎、局限性回肠炎、节段性肠炎和肉芽肿性肠炎。

【临床表现】起病大多隐匿、缓渐,从发病早期症状出现至确诊往往需数月至数年。病程呈慢性,长短不等的活动期与缓解期交替,有终生复发倾向。少数急性起病,可表现为急腹症,酷似急性阑尾炎或急性肠梗阻。腹痛、腹泻和体重下降三大症状是本病的主要临床表现。

1. 消化系统表现

(1)腹痛　多位于右下腹或脐周,间歇性发作,常为痉挛性阵痛伴腹鸣。常于进餐后加重,排便或肛门排气后缓解。出现持续性腹痛和明显压痛,提示炎症波及

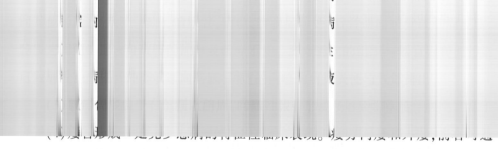

向其他肠段、肠系膜、膀胱、输尿管、阴道、腹膜后等处,后者通向腹壁或肛周皮肤。肠段之间内瘘形成可致腹泻加重及营养不良。肠瘘通向的组织与器官因粪便污染可致继发性感染。外瘘或通向膀胱、阴道的内瘘均可见粪便与气体排出。

(5)肛门周围病变　包括肛门周围瘘管、脓肿形成及肛裂等病变。

2. 全身表现

(1)发热　间歇性低热或中度热常见,少数呈弛张高热伴毒血症。

(2)营养障碍　主要表现为体重下降,可有贫血、低蛋白血症和维生素缺乏等

表现。青春期前患者常有生长发育迟滞。

3.肠外表现

与溃疡性结肠炎的肠外表现相似,以口腔黏膜溃疡、皮肤结节性红斑、关节炎及眼病为常见。

【并发症】肠梗阻最常见,其次是腹腔内脓肿,偶可并发急性穿孔或大量便血。直肠或结肠黏膜受累者可发生癌变。

【鉴别诊断】(表3-6)

表3-6 炎症性肠病与肠结核的主要鉴别点

	鉴别项目	炎症性肠病	肠结核
临床表现	性别	男女接近	女多于男
	肠外结核	无	常有
	瘘管	多见	少见
	肠道出血	常见	罕见
	肠道狭窄	多发性,跳跃性	单一环形狭窄
	直肠肛门病变	常有	无
内镜检查	纵行裂隙状溃疡	特征性改变	罕见
	卵石征	特征性改变	罕见
	病变特征	节段性分布	局限于一处,呈环形分布
病理检查	裂隙状溃疡	特征性	少见
	淋巴细胞聚集	特征性	少见
	干酪性肉芽肿	无	特征性改变
实验检查	抗酸染色	阴性	阳性
	结核杆菌 DNA-PCR 检测	阴性	阳性

【治疗】

1. 治疗原则

本病尚无特殊治疗方法。无并发症时,支持疗法和对症治疗十分重要,可缓解有关症状。活动期宜卧床休息,给高营养、低渣饮食。严重病例宜暂禁食,纠正水、电解质、酸碱平衡紊乱,采用肠内或肠外高营养支持。贫血者可补充维生素 B_{12}、叶酸或输血。低蛋白血症可输清蛋白或血浆。水杨酸偶氮磺胺吡啶、肾上腺皮质激素或巯嘌呤等药控制活动期症状有效。解痉、止痛、止泻和控制继发感染等也有助于症状缓解。补充多种维生素、矿物质可促进体内酶类和蛋白质的合成,同时具有保护细胞膜作用。

2. 药物治疗

(1)水杨酸类　柳氮磺胺吡啶和 5-氨基水杨酸,严重肝、肾疾患、婴幼儿、出血性体质以及对水杨酸制剂过敏者不宜应用 SASP 及 5-ASA 制剂。

(2)肾上腺皮质激素　常用于中、重症或暴发型患者,对不能耐受口服者,可静滴氢化可的松或甲泼尼龙或 ACTH,14d 后改口服泼尼松维持。通常在急性发作

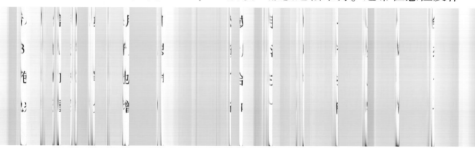

3. 外科手术

手术治疗用于完全性肠梗阻、肠瘘与脓肿形成、急性穿孔或不能控制的大出血,以及难以排除癌肿的患者。对肠梗阻要区分炎症活动引起的功能性痉挛与纤维狭窄引起的机械梗阻,前者经禁食、积极内科治疗多可缓解而不需手术,对没有合并脓肿形成的瘘管,积极内科保守治疗有时亦可闭合,合并脓肿形成或内科治疗失败的瘘管才是手术的指征。

手术方式主要是病变肠段的切除,手术切除包括病变及距离病变远、近侧 10

cm 的肠段及其系膜和淋巴结。如局部粘连严重或脓肿形成,不能切除,可作短路或旷置术,根据情况再作二期病变肠管切除术。对多处病变的病例,只切除有并发症的病变肠管,避免因过度切除发生短肠综合征。本病手术治疗后多在肠吻合口附近复发。推荐的预防性用药在术后 2 周开始,持续时间不少于 3 年。术后复发率高,应随访。

第八节 肠结核

【定义】肠结核是结核分枝杆菌引起的肠道慢性特异性感染。

【临床表现】

1. 腹痛

多位于右下腹或脐周,间歇性发作,常为痉挛性阵痛伴肠鸣,于进餐后加重,排便或肛门排气后缓解。

2. 腹泻与便秘

腹泻是溃疡型肠结核的主要临床表现之一。排便次数因病变严重程度和范围不同而异,一般 2~4 次/日,重者每日达 10 余次。粪便呈糊样,一般不含脓血,不伴有里急后重。有时患者会出现腹泻与便秘交替,增生型肠结核可以便秘为主要表现。

3. 腹部肿块

常位于右下腹,一般比较固定,中等质地,伴有轻度或中度压痛。主要见于增生型肠结核,也可见于溃疡型肠结核,病变肠段和周围组织粘连,或同时有肠系膜淋巴结结核。

4. 全身症状和肠外结核表现

结核毒血症状多见于溃疡型肠结核,表现为不同热型的长期发热,伴有盗汗。患者倦怠、消瘦、贫血,随病程发展而出现维生素缺乏等营养不良的表现。可同时有肠外结核特别是活动性肺结核的临床表现。增生型肠结核病程较长,全身情况一般较好,无发热或有时低热。

并发症见于晚期患者,以肠梗阻多见,瘘管和腹腔脓肿远较克罗恩病少见,肠出血较少见,少有急性肠穿孔。可因合并结核性腹膜炎而出现相关临床表现。

【鉴别诊断】(表3-7)

表3-7　肠结核与结肠克罗恩病、溃疡性结肠炎的鉴别诊断

鉴别项目	肠结核	结肠克罗恩病	溃疡性结肠炎
腹痛部位	右下腹	右下腹或脐周	左下腹或下腹
腹痛特点	腹痛→进食加重→便后缓解	腹痛→进食加重→便后缓解	腹痛→便意→便后缓解
腹泻	腹泻便秘交替	常见	多见
大便性状	糊状,无脓血和黏液	糊状,无脓血和黏液	黏液脓血便(活动期)
里急后重	无	无(累及直肠肛管时可有)	可见(病变在直肠时)

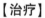

【治疗】

(1)肠结核的治疗目的　是消除症状、改善全身情况、促使病灶愈合及防治并发症。

(2)抗结核化学药物治疗　是本病治疗的关键。抗结核化学药物的选择、用法、疗程详见第二章。

(3)对症治疗　腹痛可用抗胆碱能药物。摄入不足或腹泻严重者应注意纠正

水、电解质与酸碱平衡紊乱。对不完全性肠梗阻患者,需进行胃肠减压。

（4）手术治疗　适应证包括:①完全性肠梗阻;②急性肠穿孔,或慢性肠穿孔瘘管形成经内科治疗而未能闭合者;③肠道大量出血经积极抢救不能有效止血者;④诊断困难需剖腹探查者。

第九节　肝硬化

【定义】肝硬化是各种慢性肝病发展的晚期阶段。病理上以肝脏弥漫性纤维化、再生结节和假小叶形成为特征。晚期以肝功能减退和门静脉高压为主要表现,常出现多种并发症。

【临床表现】

1. 症状

（1）全身症状　乏力为早期症状,体重下降往往随病情进展而逐渐明显。少数患者有不规则低热。

（2）消化道症状　食欲不振为常见症状,可有恶心,偶伴呕吐。腹胀亦常见,与胃肠积气、腹水和肝脾肿大等有关,腹水量大时,腹胀成为患者最难忍受的症状。腹泻往往表现为对脂肪和蛋白质耐受差,稍进油腻肉食即易发生腹泻。部分患者有腹痛,多为肝区隐痛。

（3）出血倾向　可有牙龈、鼻腔出血、皮肤紫癜,女性月经过多等,主要与肝脏合成凝血因子减少及脾功能亢进所致血小板减少有关。

（4）与内分泌紊乱有关的症状　男性可有性功能减退、男性乳房发育,女性可发生闭经、不孕。肝硬化患者糖尿病发病率增加。严重肝功能减退易出现低血糖。

（5）门静脉高压症状　食管-胃底静脉曲张破裂而致上消化道出血时,表现为呕血及黑粪;脾功能亢进可致血细胞三少,因贫血而出现皮肤黏膜苍白等;发生腹水时腹胀更为突出。

2. 体征

呈肝病病容,面色黝黑而无光泽。晚期患者消瘦、肌肉萎缩。皮肤可见蜘蛛痣、肝掌、男性乳房发育。腹壁静脉以脐为中心显露至曲张,严重者脐周静脉突起呈水母状并可听见静脉杂音。黄疸提示肝功能储备已明显减退,黄疸呈持续性或进行性加深提示预后不良。腹水伴或不伴下肢水肿是失代偿期肝硬化最常见表现,部分患者可伴肝性胸水,以右侧多见。肝脏早期肿大可触及,质硬而边缘钝;后期缩小,肋下常触不到。半数患者可触及肿大的脾脏,常为中度,少数重度。各型肝硬化起病方式与临床表现并不完全相同。如大结节性肝硬化起病较急进展较快,门静脉高压症相对较轻,但肝功能损害则较严重;血吸虫病性肝纤维化的临床表现则以门静脉高压症为主,巨脾多见,黄疸、蜘蛛痣、肝掌少见,肝功能损害较轻,肝功能试验多基本正常。

【并发症】①食管胃底静脉曲张破裂出血。②感染。③肝性脑病。④电解质和酸碱平衡紊乱。⑤原发性肝细胞癌,⑥肝肾综合征。⑦肝肺综合征。⑧门静脉血栓形成

【诊断和鉴别诊断】

1. 诊断

(1)失代偿期肝硬化　依据下列各点可做出临床诊断:①有病毒性肝炎、长期

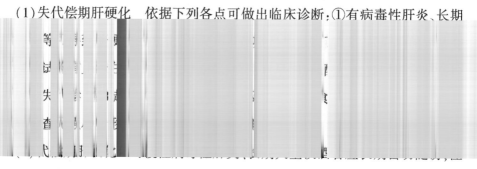

意肝脾情况及肝功能试验的变化,如发现肝硬度增加,或有脾大,或肝功能异常变化,B超检查显示肝实质回声不均等变化,应注意早期肝硬化,必要时肝穿刺活检可获确诊。

2. 鉴别诊断

(1)肝脾肿大的鉴别诊断　如血液病、代谢性疾病引起的肝脾肿大,必要时可作肝穿刺活检(表3-8、3-9)。

表3-8　肝硬化病因的鉴别诊断

鉴别项目	酒精性肝硬化	肝炎后肝硬化
病史	多年饮酒史肝炎病史	
年龄	大于40岁	各年龄组
贫血、叶酸缺乏、缺铁	常有	少见
蜘蛛痣	+++	+
周围神经炎	常有	少见
发热	常见	少见
肝大	常增大	正常或缩小

表3-9　脾肿大的鉴别诊断

疾病名称	鉴别内容
肝硬化	肝炎病史,血小板减少,肝活检可鉴别
白血病	慢性粒细胞性白血病末梢血白细胞可达 $10×10^9/L$ 以上,分类中有幼稚粒细胞,骨髓检查可确诊。霍奇金病常伴淋巴结肿大,依靠淋巴结活检可确诊
感染性疾病	血吸虫病有反复疫水接触史,血吸虫环卵试验、血吸虫补体结合试验及皮肤试验等检查为阳性。直肠黏膜活检可找到血吸虫卵。可做粪便孵化试验

（2）腹水的鉴别诊断　腹水有多种病因,如结核性腹膜炎、缩窄性心包炎、慢性肾小球肾炎等(表3-10)。根据病史及临床表现、有关检查及腹水检查,与肝硬化腹水鉴别并不困难,必要时做腹腔镜检查常可确诊。

（3）肝硬化并发症的鉴别诊断　如上消化道出血(表3-11)、肝性脑病、肝肾综合征等的鉴别诊断见有关章节。

表 3-10　腹水的鉴别诊断

疾病名称	鉴别内容
肝硬化	有肝病史,肝硬化腹水初起,且进展较快时,可有腹部胀痛,触诊有压痛
结核性腹膜炎	有结核中毒症状,腹部可有柔韧感,压痛及反跳痛,症状及体征持续不退,腹水性质为渗出液,极少数可为血性腹水
癌性腹膜炎	年龄在 40 岁以上,起病快发展迅速,腹水可呈血性,腹水中可找到癌细胞
卵巢癌	特别是假黏液性囊性癌,常以慢性腹水为临床表现,病情进展缓慢,腹水呈漏出液,有时造成诊断困难,妇科及腹腔镜检查有助于诊断
缩窄性心包炎	静脉压升高、颈静脉怒张,肝大明显,有奇脉,心音强、脉压小等表现可资鉴别
巨大肾盂积水及卵巢囊肿	较少见,无移动性浊音,无肝病表现,前者肾盂造影,后者妇科检查可助诊断

表 3-11　消化道出血的鉴别诊断

疾病名称	鉴别内容

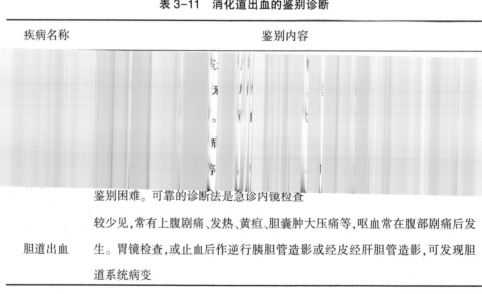

鉴别困难。可靠的诊断法是急诊内镜检查

胆道出血	较少见,常有上腹剧痛、发热、黄疸、胆囊肿大压痛等,呕血常在腹部剧痛后发生。胃镜检查,或止血后作逆行胰胆管造影或经皮经肝胆管造影,可发现胆道系统病变

【治疗】

1. 针对肝硬化的治疗

(1)支持治疗　静脉输入高渗葡萄糖液以补充热量,输液中可加入维生素 C、胰岛素、氯化钾等。注意维持水、电解质、酸碱平衡。病情较重者可输入白蛋白、新鲜血浆。

（2）肝炎活动期 可给予保肝、降酶、退黄等治疗；如肝泰乐、维生素 C。必要时静脉输液治疗，如促肝细胞生长素，还原型谷胱甘肽、甘草酸类制剂等。

（3）口服降低门脉压力的药物 ①普萘洛尔；②硝酸酯类；③钙通道阻滞剂。

（4）补充 B 族维生素和消化酶。

（5）脾功能亢进的治疗 可服用升白细胞和血小板的药物（如利血生、鲨肝醇、氨肽素等），必要时可行脾切除术或脾动脉栓塞术治疗。

（6）腹腔积液的治疗 ①一般治疗：包括卧床休息，限制水、钠摄入。②利尿剂治疗。③反复大量放腹腔积液加静脉输注白蛋白。④提高血浆胶体渗透压：每周定期少量、多次静脉输注血浆或白蛋白。⑤腹腔积液浓缩回输。⑥腹腔–颈静脉引流术：是有效的处理肝硬化、腹腔积液的方法。⑦经颈静脉肝内门体分流术（TIPS）：能有效降低门静脉压力，创伤小，安全性高，适用于食管静脉曲张大出血和难治性腹腔积液，但易诱发肝性脑病。

（7）门静脉高压症的外科治疗 包括门–腔静脉分流术、门–奇静脉分流术和脾切除术等。

（8）肝脏移植手术 适用于常规内外科治疗无效的终末期肝病。包括难以逆转的腹腔积液；门脉高压症，并出现上消化道出血；严重的肝功能损害（Child 分级 C 级）；出现肝肾综合征；出现进行性加重的肝性脑病；肝硬化基础上并发肝癌。

2. 乙肝肝硬化的抗病毒治疗

（1）一般适应证①HBeAg 阳性者，HBV – DNA ≥ 10^5 拷贝/ mL（相当于 20000IU/ mL）；HBeAg 阴性者，HBV–DNA ≥ 10^4 拷贝/ mL（相当于 2000U/ mL）；②ALT≥2×ULN；如用 IFN 治疗，ALT 应 ≤10×ULN，血清总月且红素应<2×ULN；（3）ALT<2×ULN，但肝组织学显示 Knodell HAI≥4，或炎性坏死≥G2＊2，或纤维化≥S2。

（2）对持续 HBV-DNA 阳性、达不到上述治疗标准，但有以下情形之一者，亦应考虑给予抗病毒治疗：①对 ALT 大于 ULN 且年龄>40 岁者，也应考虑抗病毒治疗:①对 ALT 大于 ULN 且年龄>40 岁者,也应考虑抗病毒治疗(Ⅲ);②对 ALT 持续正常但年龄较大者(>40 岁),应密切随访,最好进行肝组织活检;如果肝组织学显示 Knodell HAI≥4,或炎性坏死≥G2 * 2,或纤维化≥S2,应积极给予抗病毒治疗(Ⅱ);③动态观察发现有疾病进展的证据(如脾脏增大)者,建议行肝组织学检查,必要时给予抗病毒治疗(Ⅲ)。

(3)治疗药物包括干扰素(普通干扰素、长效干扰素)和核苷(酸)类似物(拉米夫定、阿德福韦酯、替比夫定、恩替卡韦、替诺福韦酯、克拉夫定等)。

3. 其他治疗

(1)免疫调节治疗胸腺肽和 α 胸腺素在急慢性乙肝中常用,可调节机体免疫。

(2)中药及中药制剂治疗保肝治疗对于改善临床症状和肝功能指标有一定效果。

4. 并发症的治疗

(1)自发性腹膜炎　选用主要针对革兰阴性杆菌并兼顾革兰阳性球菌的抗菌药物。如三代头孢、环丙沙星等。根据药敏结果和病人对治疗的反应调整抗菌药物,用药时间 1~2 周。

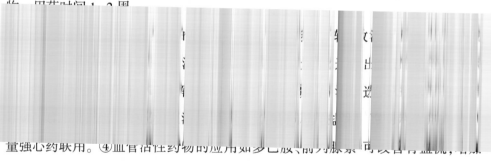

重强心药联用。④血管活性药物的应用如多巴胺、前列腺素,可改善肾血流,增加肾小球滤过率。⑤透析治疗包括血液透析和腹膜透析,适用于急性病例,有肝再生可能者,或有可能做肝移植者。否则只是延长患者的死亡过程而已。⑥外科治疗与肝移植,经颈静脉肝内门体分流术适用于肝硬化伴有顽固性腹水并发肝肾综合征者。⑦其他治疗:避免强烈利尿、单纯大量放腹水及使用损害肾功能的药物。

(3)肝性脑病　①消除诱因、低蛋白饮食。②纠正氨中毒:口服乳果糖,乳果糖可酸化肠道、保持大便通畅、改变肠道 pH,使肠道产氨量及吸收氨量减少,并能减少内毒素血症及其他毒性物质吸收。一般与谷氨酸钠合并使用可抵消副作用,增强疗效。门冬氨酸钾镁:与氨结合形成天门冬酰胺而有去氨作用。③支链氨基酸治疗、拮抗相关性毒素。④积极防止脑水肿。⑤各种顽固、严重的肝性脑病、终末期肝病可行人工肝、肝移植术。

(4)食管-胃底静脉曲张破裂出血　如不及时抢救,可危及生命。建立血流动力学监护,扩容、输血、降低门脉压(生长抑素、奥曲肽、硝酸甘油+垂体后叶素)、止血、抑酸、三腔管压迫止血、内镜治疗、胃冠状静脉栓塞、外科手术、经颈静脉肝内门体静脉支架分流术。

(5)原发性肝癌的治疗　目前可应用手术、介入(血管栓塞+CT 导引局部消融)、局部放疗(γ刀、直线加速器、三维适形放疗)等治疗手段个体化治疗肝癌。碘[1311]美妥昔单抗注射液(利卡汀)、索拉非尼、基因治疗、生物治疗可防止复发。

第十节　肝性脑病

【定义】肝性脑病过去称为肝性昏迷,是由严重肝病引起的、以代谢紊乱为基础、中枢神经系统功能失调的综合征。

【临床表现】肝性脑病发生在严重肝病和(或)广泛门体分流的基础上,临床上主要表现为高级神经中枢的功能紊乱(如性格改变、智力下降、行为失常、意识障碍等)以及运动和反射异常(如扑翼样震颤、肌阵挛、反射亢进和病理反射等)。根据意识障碍程度、神经系统体征和脑电图改变,可将肝性脑病的临床过程分为四期。分期有助于早期诊断、预后估计及疗效判断。

一期(前驱期):焦虑、欣快激动、淡漠、睡眠倒错、健忘等轻度精神异常,可有扑翼样震颤。此期临床表现不明显,易被忽略。

二期(昏迷前期):嗜睡、行为异常(如衣冠不整或随地大小便)、言语不清、书写障碍及定向力障碍。有腱反射亢进、肌张力增高、踝阵挛及巴氏征(Babinski 征)阳性等神经体征,有扑翼样震颤。

三期(昏睡期):昏睡,但可唤醒,各种神经体征持续或加重,有扑翼样震颤,肌张力高,腱反射亢进,锥体束征常阳性。

四期(昏迷期):昏迷,不能唤醒。由于患者不能合作,扑翼样震颤无法引出。浅昏迷时,腱反射和肌张力仍亢进;深昏迷时,各种反射消失,肌张力降低。

亚临床性肝性脑病最近已被更名为轻微肝性脑病,是指临床上患者虽无上述症状和体征,可从事日常生活和工作,但用精细的智力测验和(或)电生理检测可发现异常,这些患者的反应力常降低,不宜驾车及高空作业。

肝性脑病的临床表现和临床过程因原有肝病的不同、肝功能损害严重程度不同及诱因不同而异。急性肝功能衰竭所致的肝性脑病往往诱因不明显,肝性脑病发生后很快进入昏迷至死亡。失代偿期肝硬化病程中由明显诱因诱发的肝性脑病,临床表现的各个阶段比较分明,如能去除诱因及恰当治疗可能恢复。肝硬化末期肝性脑病,起病缓慢,反复发作,逐渐转入昏迷至死亡。急性、慢性、亚临床型肝性脑病的鉴别见表3-12。

表3-12　急性、慢性、亚临床型肝性脑病的鉴别诊断

鉴别项目	急性肝性脑病	慢性肝性脑病	亚临床型肝性脑病
起病	急,数周内昏迷死亡	慢,肝硬化终末期	隐匿

【治疗】 肝性脑病是严重肝病或门体分流时复杂代谢紊乱的结果,治疗需在多环节,应采取综合性的治疗措施。

(1)确认并去除诱因　在肝硬化基础上的急、慢性肝性脑病,多有各种各样的诱因。积极寻找诱因并及时排除可有效地制止肝性脑病的发展。例如食管静脉曲张破裂大出血后可发展成肝性脑病,积极止血、纠正贫血、清除肠道积血等可以制止肝性脑病的发生;其他如积极控制感染、纠正水电解质紊乱、消除便秘、限制蛋白饮食、改善肾功能等措施有利于控制肝性脑病的发展。

（2）营养支持。

（3）减少或拮抗氨及其他有害物质，改善脑细胞功能　有脑水肿时，应予以脱水治疗；纠正水电解质及酸碱的失衡；保持呼吸道通畅；积极抗感染、控制内毒素血症；防治消化道出血与休克；预防和治疗肾功能、心功能及呼吸功能的衰竭。

（4）肝移植　对于肝硬化、慢性肝功能衰竭基础上反复发作的肝性脑病，肝移植可能是唯一有效的治疗方法。

（5）轻微肝性脑病的治疗　调整饮食结构，适当减少蛋白的摄入量；睡眠障碍者切忌用苯二氮䓬类药物，以免诱发显性的肝性脑病。

第四章 肾内科疾病

第一节 尿路感染

【定义】尿路感染是指各种病原微生物在尿路中生长、繁殖而引起的尿路感染性疾病。育龄期妇女、老年人、免疫力低下及尿路畸形者多见,本节主要叙述细菌性尿路感染。

【临床表现】根据感染发生部位可分为上尿路感染(肾盂肾炎)和下尿路感染(膀胱炎)。肾盂肾炎、膀胱炎又有急性和慢性之分。

1. 膀胱炎

占尿路感染的0.9... ...尿频、尿急、尿痛...下... 下腹部疼痛等,部分...有...明排尿... ...血... ...染能...

2. 急性肾盂肾炎

急性起病可发生... ...诊... 有... 质、... 尿困难、膀胱疼痛等... ...痛

头痛、全身酸痛、恶心、呕吐等,体温多在 38.0 ℃以上。多为弛张热,也可呈稽留热或间歇热。部分患者出现革兰阴性杆菌败血症。体格检查还可发现一侧或两侧肋脊角或输尿管点压痛和(或)肾区叩击痛。

3. 慢性肾盂肾炎

临床表现复杂,全身及泌尿系统局部表现可不典型。半数以上患者可有急性肾盂肾炎病史,有不同程度的低热、尿频、排尿不适、腰部酸痛及夜尿增多、低比重尿等。影像学检查肾盂肾盏变形、缩窄,两肾大小不等、外形凹凸不平者。病情持

续可发展为慢性肾衰竭。急性发作时类似急性肾盂肾炎。

4.无症状细菌尿

是指患者有真性细菌尿,而无尿路感染的症状,可由症状性尿路感染演变而来,或无急性尿路感染病史。多为大肠埃希菌,患者可长期无症状,尿常规可正常,但尿培养有真性菌尿。

【诊断】尿路感染有尿路刺激征、感染中毒症状、腰部不适等,结合尿液改变和尿液细菌学检查,有真性细菌尿者,均可诊断为尿路感染。无症状细菌尿的诊断主要依靠尿细菌学检查,要求两次细菌培养均为同一菌种的真性菌尿。女性有明显尿频、尿急、尿痛,尿白细胞增多,尿细菌定量培养 $\geq 10^2/$ mL,并为常见致病菌时,可拟诊为尿路感染。

发热、寒战、伴明显腰痛,输尿管点和(或)肋脊点压痛、肾区叩击痛,甚至毒血症症状等,膀胱冲洗后尿培养阳性,尿沉渣镜检有白细胞管型,尿 NAG 升高,尿 β_2- mg 升高,尿渗透压降低常提示上尿路感染。下尿路感染常表现为膀胱刺激征,一般很少有发热、腰痛等。尿路感染鉴别诊断如表 4-1。

表 4-1　尿路感染的鉴别诊断

疾病	致病菌	发病情况	临床特点	实验室检查
膀胱炎	多为大肠埃希菌,已婚女性可为凝固酶阴性葡萄球菌	占尿路感染的 60% 以上	主要表现为尿路刺激征,一般无全身感染症状	白细胞尿、血尿、蛋白尿,真性细菌尿
急性肾盂肾炎	多为大肠埃希菌,其他常见者还有变形杆菌,克雷伯杆菌等	起病急,部分临床表现同膀胱炎	尿路刺激征,伴腰痛、发热,甚或全身酸痛、恶心、呕吐等	白细胞尿、血尿、蛋白尿,真性细菌尿,膀胱冲洗后尿培养阳性,尿白细胞管型,尿 NAG 升高,尿渗透压降低

续　表

疾病	致病菌	发病情况	临床特点	实验室检查
慢性肾盂肾炎	大肠埃希菌最常见,其次还有变形杆菌,克雷伯杆菌,产气杆菌,粪链球菌,葡萄球菌等	反复尿路感染病史	临床表现可不典型,反复尿路刺激征,腹部、腰部不适疼痛,间歇性低热。多尿、夜尿、甚或慢性肾衰竭等。尿路梗阻、畸形等	白细胞尿、血尿、蛋白尿,真性细菌尿,膀胱冲洗后尿培养阳性,尿白细胞管型,尿 NAG 升高,尿渗透压降低
无症状细菌尿	多为大肠埃希菌	健康人体检时发现,60 岁以上女性发病率可达 10%	无任何症状	真性细菌尿
	感染性由衣原		有 频尿、尿痛、尿细菌	感染性尿道综合征有 ,衣原体 , 病菌引起 , 无白细胞尿, 原体
肾结核	结核杆菌感染引起	一部分,多在成年人发病,常继发于肺结核	尿 脓尿,腰痛及全身结核症状	结核杆菌,尿沉渣可见抗酸杆菌,血清结核抗体阳性

【治疗】

1.注意休息、多饮水、勤排尿

2. 膀胱炎

(1)单剂量疗法:常用磺胺甲基异噁唑 2.0 g、甲氧苄啶 0.4 g、碳酸氢钠 1.0 g,一次顿服;氧氟沙星 0.4 g,一次顿服;阿莫西林 3.0 g,一次顿服。

(2)短疗程疗法:可选用磺胺类、喹诺酮类、半合成青霉素或头孢类等抗生素,任选一种药物,连用 3 d。

停服抗生素 7 d 后,尿细菌培养,结果阴性表示膀胱炎已治愈;仍有真性细菌尿,应给予 2 周抗生素治疗。

对于妊娠妇女、老年患者、糖尿病患者、机体免疫力低下及男性患者不宜使用单剂及短程疗法,应采用较长疗程。

3. 肾盂肾炎

(1)病情较轻者可门诊口服药物治疗,疗程 10~14 d。常用药物有喹诺酮类、半合成青霉素类、头孢菌素类等。治疗 14 d 如后尿菌仍阳性,应参考药敏试验选用有效抗生素治疗 4~6 周。

(2)严重感染全身中毒症状明显者需住院治疗,静脉给药。常用药物有氨苄西林、头孢噻肟钠、头孢曲松钠、左氧氟沙星等。必要时联合用药。经过上述治疗若好转,可于热退后继续用药 3 天,再改为口服抗生素,完成 2 周疗程。治疗 72 h 无好转,应按药敏结果更换抗生素,疗程不少于 2 周。经此治疗,仍有持续发热者,应注意肾盂肾炎并发症,如肾盂积脓、肾周脓肿、感染中毒症等。

慢性肾盂肾炎治疗的关键是积极寻找并解除易感因素。急性发作时治疗同急性肾盂肾炎。

4. 再发性尿路感染

包括重新感染和复发。

(1)重新感染　治疗后症状消失,尿菌阴性,但在停药 6 周后再次出现真性细菌尿,菌株与上次不同,称为重新感染。多数患者有尿路感染症状,治疗方法与首次发作相同。半年内发生 2 次以上者,可用长程低剂量抑菌治疗,连用半年。

(2)复发　治疗后症状消失,尿菌阴转后在 6 周内再出现菌尿,菌种与上次相同,且为同一血清型,称为复发。复发且为肾盂肾炎者,在排除诱发因素的基础上,应按药敏选择强有力的杀菌性抗生素,疗程不少于6周。反复发作者,给予长程低剂量抑菌疗法。

5. 无症状性菌尿

是否治疗目前有争议,一般认为有下述情况者应予治疗:①妊娠期无症状性菌尿。②学龄前儿童。③曾出现有症状感染者。④肾移植、尿路梗阻及其他尿路有复杂情况者。如治疗后复发,可选长程、低剂量抑菌疗法。

【注意事项】

(1)用药原则　①抗生素在尿和肾内的浓度要高。②选用肾毒性小,副作用少的抗生素。③单一药物治疗失败、严重感染、混合感染、耐药菌株出现时应联合用药。

(2)坚持多饮水、勤排尿,注意会阴部清洁;尽量避免尿路器械的使用,如必须留置导尿管,前3天给予抗生素可延迟尿感的发生。

第二节　无症状性血尿或(和)蛋白尿

【定义】无症状性血尿和蛋白尿无水肿、高血压,临床表现为肾小球性血尿或(和)肾小球源性蛋白尿

【临床理】

(1)确诊肾小球源性蛋白尿或(和)血尿。

(2)无水肿、高血压及肾功能损害。

(3)除外继发性肾小球疾病。

(4)病理变化可呈见于轻微病变性、系膜增生性、膜增生性、局灶节段性等。

【诊断】确属肾小球源性蛋白尿或(和)血尿,无水肿、高血压及肾功能损害,除外继发性肾小球疾病,即可诊断此病。此病须与继发性肾小球疾病鉴别,如狼疮肾炎、过敏性紫癜肾炎、Alport综合征早期、薄基底膜肾病、非典型的急性肾炎恢复期、糖尿病肾病、肾淀粉样变等。必要时行肾活检方能确诊。

【治疗】无症状性血尿或(和)蛋白尿无需特殊疗法。但应采取以下措施。

(1)定期(至少每3~6个月1次)检查,监测尿沉渣、尿蛋白、肾功能和血压的变化,女性患者在妊娠前、妊娠中更需加强监测。

(2)保护肾功能、避免肾损伤的因素。

(3)对反复发作的慢性扁桃体炎,与血尿、蛋白尿发作密切相关者,可待急性期过后行扁桃体摘除术。

(4)可用中医药辨证施治。

【注意事项】

(1)尿蛋白定量<1.0g/d,以白蛋白为主,而无血尿的单纯性蛋白尿,一般预后良好。

(2)近年的研究显示:有小部分蛋白尿在0.5~1.0g/d的患者,肾活检病理改变并不轻微,应当重视。

(3)血尿伴蛋白尿患者的病情及预后一般较单纯性血尿患者稍重。

(4)大多数长期迁延,肾功能可维持正常。少数可自动痊愈或转成慢性肾炎。

第三节 急性肾小球肾炎

【定义】急性肾小球肾炎简称急性肾炎,是以急性肾炎综合征为主要临床表现的一组疾病。临床特点为急性起病,患者出现血尿、蛋白尿、水肿和高血压,并可伴有一过性氮质血症。多见于链球菌感染后,而其他细菌、病毒及寄生虫感染亦可引起。下面介绍常见的链球菌感染后急性肾炎。

【临床表现】

(1)多见于儿童,男性多于女性。发病前1~3周大多有上呼吸道感染或皮肤化脓感染史。

(2)颜面部水肿,晨起明显,可渐波及全身,尿少。

(3)几乎所有患者都有血尿,约30%可见肉眼血尿。

(4)可有高血压、一过性肾功能不全,严重者可因水钠潴留而引起充血性心力衰竭、肺水肿和脑水肿。

（5）尿检异常，蛋白尿、血尿、管型尿，严重者出现肾病综合征表现。

（6）起病初期血补体 C_3 和总补体降低，并有动态变化。

（7）抗"O"滴度上升（>1∶200），B 型超声波检查多数示双肾增大。

（8）肾活检示肾小球内皮细胞增生、肿胀及上皮下电子致密物沉积。

【诊断】链球菌感染后 1~3 周发生血尿、蛋白尿、水肿和高血压，甚至少尿及氮质血症等急性肾炎综合征表现，伴血清 C_3 下降，病情于发病 8 周内逐渐减轻到完全恢复正常者，可临床诊断为急性肾炎。本病应与以下疾病鉴别诊断（表 4-2）。

表 4-2　急性肾小球肾炎的鉴别诊断

疾病	前驱感染	潜伏期	临床过程	多系统受损	补体降低	其他特点
急性肾小球肾炎	有	1~3 周	自限性	无	一过性	抗"O"滴度上升
						可有血清抗
性肾小球肾炎	有	数天	反复发作	无	无	有 IgA 升高
狼疮肾炎	—	—	持续进展，反复发作	有	狼疮活动时降低	抗核抗体、抗双链 DNA、抗 Sm 阳性
过敏性紫癜性肾炎	可有		反复发作	可有	无	典型皮疹，可有关节、肠道表现

【治疗】①卧床、低盐饮食,水肿严重者限水,氮质血症者限制蛋白质。②清除感染灶:有咽部、皮肤感染灶者,抗炎治疗,必要时行扁桃体摘除。③降血压、利尿、对症治疗。④纠正水、电解质、酸碱失衡,严重高血钾、水中毒或急性肾功能衰竭,可用透析治疗。⑤中医、中药治疗。

【注意事项】

(1)绝大多数患者于1~4周内出现利尿、消肿、降压,尿化验也常随之好转。

(2)本病自限性疾病,治疗以休息及对症治疗为主。

(3)不宜应用糖皮质激素及细胞毒药物。

第四节　急进性肾小球肾炎

【定义】急进性肾小球肾炎是以急性肾炎综合征、肾功能急剧恶化、多在早期出现少尿性急性肾衰竭为临床特征,病理类型为新月体性肾小球肾炎的一组疾病。

【临床表现】

(1)可有前驱呼吸道感染,起病多较急,以急性肾炎综合征起病,起病急剧。

(2)出现严重血尿、蛋白尿、进行性少尿、无尿、水肿、高血压,肾功能恶化,甚至肾功能衰竭,常伴有中度贫血。

(3)肾活检光镜下>50%肾小球新月体形成。

(4)影像学检查双肾肿大,皮髓交界不清,后期双肾缩小。

(5)分原发性和继发性。原发性分三型:Ⅰ型为抗肾小球基底膜型肾小球肾炎;Ⅱ型为循环免疫复合物型;Ⅲ型为免疫复合物型。继发性多继发于系统性疾病,如系统性红斑狼疮、过敏性紫癜等。

【诊断】急性肾炎综合征起病伴肾功能急剧恶化,无论是否已达到少尿性急性肾衰竭,应疑及本病并及时进行肾活检。若病理证实为新月体性肾小球肾炎,根据临床和实验室检查能除外系统性疾病,诊断可成立。本病应与以下疾病鉴别诊断(表4-3)。

表 4-3　急进性肾小球肾炎的鉴别诊断

疾病	前驱感染	潜伏期	临床过程	多系统受损	补体降低	其他特点
急进性肾小球肾炎	可有	多为 3~5d	急剧进展	无	可有	可有血清抗肾小球基底膜抗体,抗中性粒细胞胞质抗体阳性
急性肾小球肾炎	有	1~3 周	自限性	无	一过性	抗"O"滴度上升
狼疮肾炎			持续进展,反复发作	有	狼疮活动时降低	抗核抗体,抗双链DNA,抗 Sm 阳性
过敏性紫癜性肾炎	可有		反复发作	可有	无	典型皮疹,可有关节、肠道表现
肾综合征出血热	有	4~46d	呈五期进展	有	无	疫区逗留,宿主接触史,血中特异性抗体

合糖皮质激素及细胞毒药物以防止在机体大量丢失免疫球蛋白后有害抗体大量合成而造成"反跳"。

(2)甲泼尼龙冲击伴环磷酰胺治疗。甲泼尼龙冲击疗法也需辅以泼尼松及环磷酰胺常规口服治疗。

(3)透析疗法:肾功能衰竭症状明显时需边透析边采取其他治疗,终末期肾功能衰竭时应行维持性透析,至少半年后再行肾移植。

(4)肾移植,有一定复发率。

(5)对水钠潴留、高血压及感染等需积极采取相应的治疗措施。

【注意事项】①患者若能得到及时明确诊断和早期强化治疗,预后可得到显著改善。②应特别注意采取措施保护残存肾功能。

第五节　急性间质性肾炎

【定义】急性间质性肾炎又称急性肾小管-间质性肾炎,是一组以肾间质炎性细胞浸润及肾小管变性为主要病理表现的急性肾脏病。病因有药物过敏、感染、自身免疫性疾病、恶性肿瘤、代谢性疾病及病因不明的特发性。这里仅讨论药物过敏性急性间质性肾炎。

【临床表现】

(1)全身过敏反应。使用致病药物数日或数周后出现发热、皮疹、外周血嗜酸性粒细胞增高,可有过敏性关节炎、淋巴结肿人等,肾脏表现尿检异常,肾功能损伤,尿量减少或正常,非甾体类抗炎药引起者全身过敏表现常不明显。

(2)尿液检查异常。无菌性白细胞尿,嗜酸性白细胞尿,白细胞管型,血尿(镜下或肉眼),蛋白尿(轻、中、重度)。

(3)出现少尿或非少尿性急性肾衰竭,肾小管功能损害,肾小球滤过率下降,出现糖尿、低比重、低渗尿等。

(4)双肾大小正常或增大。

【诊断与鉴别诊断】典型病例有:①近期用药史;②药物过敏表现;③尿检异常;④肾小管及小球功能损害。一般认为有上述表现中前两条,再加上后两条中任何一条,即可临床诊断本病。但非典型病例(尤其是由非甾体类抗炎药致病者)常无第二条,必须依靠肾穿刺病理检查确诊。本病当与急性肾炎、急进性肾炎、其他原因所致急性肾衰竭相鉴别,依据相应的特殊临床表现、实验室、影像学检查,有助于诊断,诊断困难时应及时肾活检。

【治疗】

(1)去除病因,停用可疑用药,多数病例可自行缓解。

（2）重症病例宜服用糖皮质激素（如泼尼松每日 30~40 mg，病情好转后逐渐减量，共服 2~3 个月），很少用细胞毒药物。

（3）自身免疫性疾病、药物变态反应等免疫因素介导的间质性肾炎，可给予激素及免疫抑制剂治疗。

（4）支持替代治疗，急性肾衰竭，高钾血症，心衰，肺水肿等，应行血液净化治疗。

【注意事项】大多数病例预后良好。病理损害重、治疗不及时以及治疗不当，可遗留永久性肾功能损害。

第六节　急性肾衰竭

【定义】急性肾衰竭是由多种原因引起的肾功能在短时间内（几小时至几周）突然下降而出现的氮质废物滞留和尿量减少综合征。原来有无肾脏病均可发生。有狭义和广义之分，本节主要讨论临床上最常见的类型，急性肾小管坏死。

【临床表现】

尿毒症症状。如厌食、恶心、呕吐、呼吸困难、咳嗽、憋气、胸痛、贫血及神经精神症状等。可伴有高血钾、低血钠、低血钙、高血磷、高尿酸血症、代谢性酸中毒等。

（4）肾小管细胞再生、修复。肾小球滤过率逐渐恢复正常或接近正常。少尿型患者开始出现利尿，可有多尿表现。

（5）超声检查双肾常增大或大小正常。

【诊断】急性肾衰竭一般是基于血肌酐的绝对值或相对值的变化诊断，如血肌酐绝对值每日平均增加 44.2 μmol/L 或 88.4 μmol/L，或在 24~72h 内血肌酐值相对增加 25%~100%。根据详细的病史，原发病因，既往史，近期用药史，肾功能急速进行性减退,结合相应临床表现和实验室检查,对急性肾衰竭一般不难做出诊断。急性肾衰竭应当与慢性肾衰竭进行鉴别(表4-4)。

表4-4 急性肾衰竭与慢性肾衰竭的鉴别诊断

疾病名称	病程	病史	超声	并发症
急性肾衰竭	较短(小于3月)	引起急性损伤因素,如缺血,感染,中毒等	肾脏体积增大或正常	无或轻度贫血,无肾性骨病,神经病变等
慢性肾衰竭	较长	慢性损伤因素,如肾炎,高血压,糖尿病等	肾脏体积缩小	有贫血、尿毒症面容、肾性骨病和神经病变等

【治疗】

(1)休息 纠正可逆的病因,如纠正心力衰竭,急性失血,休克,积极控制感染,停用肾毒性药物等。

(2)补充营养以维持机体的营养状况和正常代谢,帮助损伤细胞的修复和再生,低蛋白、高热量饮食,高分解代谢病人应增加蛋白摄入量,应予补充,减少钾、钠、氯的摄入。

(3)纠正水、电解质及酸碱平衡紊乱,补足血容量,少尿期严格限制液体输入量,及时纠正酸中毒、高血钾和严重低钠血症等。血钾超过 6.5 mmol/L 时,应予以紧急处理,包括:

①10%葡萄糖酸钙 10~20 mL 稀释后静脉缓慢注射。

②11.2%乳酸钠或 5%碳酸氢钠 100~200 mL 静脉滴注。

③50%葡萄糖注射液 50~100 mL 加普通胰岛素 6~12 U 缓慢静脉注射。

④口服离子交换树脂降钾治疗。以上措施无效,透析是最存效的治疗。代谢性酸中毒,如 HCO_3^- 低于 15 mmol/L,可选用 5%碳酸氢钠 100~250 mL 静脉滴注。严重酸中毒者,应立即开始透析。

(4)感染是常见并发症,也是死亡主要原因之一。应尽早使用抗生素。选用敏感、无肾毒性或毒性低的药物,并按肌酐清除率调整用药剂量。

(5)替代治疗根据具体情况预防性和及早选择血液透析、腹膜透析。

【注意事项】

(1)积极治疗原发病,及时发现并去除可逆因素,是防止发生急性肾衰竭的关键。

(2)在老年人、糖尿病、原有慢性肾衰竭及危重病患者,尤应注意避免肾毒性药物、造影剂、肾血管收缩药物的应用,及避免肾缺血和血容量缺失。

(3)急性肾衰竭的结局与合并症的严重程度密切相关,死亡率随衰竭器官数的增加而增加。

第七节　肾病综合征

【定义】肾病综合征诊断标准:①尿蛋白大于 3.5 g/d;②血浆白蛋白低于 30 g/L;③水肿;④血脂升高。其中①、②两项为诊断所必需。

【诊断】本病诊断包括以下三个方面:①确诊肾病综合征。②确认病因,除外继发性和遗传性疾病,才能诊断为原发性肾病综合征,最好能进行肾活检,做出病理诊断。③判断有无并发症。本病应与继发性、遗传性肾病综合征相鉴别。继发性肾病综合征,如过敏性紫癜性肾炎,乙型肝炎病毒相关性肾炎,系统性红斑狼疮肾炎,糖尿病肾病,肾淀粉样变性,骨髓瘤性肾病等。

【治疗】

(1)卧床休息,症状缓解后可增加活动。低盐低脂普食,给予正常量的优质蛋白质饮食,供给足够热量。

（2）对症治疗。降压,利尿,纠正水、电解质及酸碱平衡紊乱(同慢性肾小球肾炎);低血容量时可使用血浆及白蛋白或血浆代用品。

（3）肾上腺皮质激素治疗。使用原则和方案一般是:①起始足量;②缓慢减药;③长期维持。

（4）细胞毒药物治疗。常用药物有环磷酰胺、氮芥或苯丁酸氮芥,硫唑嘌呤等亦可试用。

（5）环孢素、麦考酚吗乙酯治疗。对以上治疗无效者可用环孢素,使用中应定期监测血中浓度。

（6）抗血小板聚集药物及抗凝治疗,如应用双嘧达莫(潘生丁)、华法林等。必要时尿激酶或腹蛇抗栓酶静脉滴注。

（7）血管紧张素转换酶抑制剂。

（8）中药治疗。

第八节　IgA 肾病

【定义】IgA 肾病指肾小球系膜区以 IgA 或 IgA 沉积为主的原发性肾小球病。

【临床表现】

（1）好发于青少年,男性多见。起病前多有感染。部分患者在上呼吸道感染后出现突发性肉眼血尿,数小时至数日后,尿红细胞可消失,也可转为镜下血尿。少数患者肉眼血尿反复发作。另一类患者起病隐匿,主要表现为无症状性尿异常,常在体检时发现,可伴或不伴轻度蛋白尿。10%～15%患者呈现血尿、蛋白尿、高血压、尿量减少、轻度水肿等急性肾炎综合征的表现。

（2）尿沉渣检查尿红细胞增多,相差显微镜检查以变形红细胞为主,提示肾小球源性血尿,尿蛋白可阴性,少数患者呈大量蛋白尿。多次查血清 IgA,升高者可达 50%。

（3）病理检查。肾脏免疫病理检查是 IgA 肾病确诊依据。即肾小球系膜区或伴毛细血管壁 IgA 为主的免疫球蛋白呈颗粒样或团块样沉积。

【诊断】本病缺乏特征性改变,患者在上呼吸道感染后出现突发性肉眼血尿,感染控制后,尿红细胞可消失或转为镜下血尿。呈现典型的畸形红细胞尿,伴或不伴蛋白尿。血清 IgA 升高者应可疑 IgA 肾病。本病诊断依靠肾活检免疫病理学检查,即肾小球系膜区或伴毛细血管壁 IgA 为主的免疫球蛋白呈颗粒样或团块样沉积。诊断原发性 IgA 肾病时,必须排除继发性 IgA 沉积的疾病后方可成立。本病应与以下疾病鉴别(表4-5)。

表 4-5　IgA 肾病的鉴别诊断

疾病名称	发病年龄	临床特点	临床过程	其他特点
IgA 肾病	好发于青少年,男性多见	上呼吸道感染后突发性血尿,感染控制后,尿红细胞可消失或转为镜下血尿。呈畸形红细胞尿,伴或不伴蛋白尿	临床表现、病理改变和预后变异很大	血清 IgA 升高者可达 50%。肾脏病理:肾小球系膜区以 IgA 或 IgA 沉积为主
Alport 综合征	青少年(多在10 岁之前)	患者有眼、耳、肾异常,并有阳性家族史	往往于青壮年发展至终末期肾脏病,预后差	胶原 α 链免疫荧光检查,肾活组织电镜检查,基因分析有助于确诊

续　表

疾病名称	发病年龄	临床特点	临床过程	其他特点
薄基底膜肾病	任何年龄	常为持续性镜下血尿,上呼吸道感染后、剧烈运动后可呈肉眼血尿	肾功能可长期维持正常,有报道少数患者可产生轻度氮质血症	常有阳性血尿家族史,肾脏病理IgA阴性,电镜下弥漫性肾小球基底膜变薄

【治疗】IgA肾病治疗应根据不同的临床、病理给予合理治疗。

(1)一般治疗无症状单纯镜下血尿,血压、肾功能正常,病理改变轻微的IgA肾病患者,无需特殊治疗,避免劳累、预防感冒和避免使用肾毒性药物,定期复查。有上呼吸道感染者应积极控制感染;反复肉眼血尿者行扁桃体切除;应用降压药控制高血压,改善肾功能。

(2)药物治疗大量蛋白尿或肾病综合征,肾功能正常、病理改变轻微者,单独给予糖皮质激素常可得到缓解、肾功能稳定。肾功能受损、病变活动者激素及细胞毒药物联合应用。病理变化重,大量蛋白尿长期得不到控制者,常进展至慢性肾衰竭,预后较差。

(3)肾功能急剧恶化,表现为急进性肾小球肾炎者,应予强化治疗(甲泼尼龙冲击治疗、环磷酰胺冲击治疗等),达到透析指征,配合透析治疗。

(4)临床表现为慢性肾炎,治疗原则以延缓肾功能恶化为主要治疗目的。合并高血压者,积极控制高血压。可应用ACEI或ARB,尿蛋白>2g/d,轻度肾功能不全,可试用糖皮质激素或加细胞毒药物,以期延缓肾功能进展。血肌酐>265 μmol/L时,一般不主张积极应用糖皮质激素或加细胞毒药物,应按慢性肾衰竭处理。

【注意事项】①IgA肾病临床表现、病理改变和预后变异很大。②治疗应根据不同的临床、病理类型,给予合理治疗。

第九节　慢性肾小球肾炎

【定义】慢性肾小球肾炎简称慢性肾炎,系指蛋白尿、血尿、高血压、水肿为基本临床表现,病情迁延,病变缓慢进展,可有不同程度的肾功能减退,最终将发展为慢性肾衰竭的一组肾小球病。

【临床表现】①起病缓慢,病情迁延,可有乏力、疲倦、腰痛、纳差等,部分患者呈急性起病。②多数有不同程度水肿,少数无水肿。③高血压,轻度至重度。④尿异常,如蛋白尿、血尿、管型尿。⑤肾功能损害或(和)低蛋白血症或(和)贫血。⑥肾活组织病理检查可呈系膜增生性、膜增殖性、膜性、局灶节段性和硬化性改变。

【诊断】出现蛋白尿、血尿、管型尿、水肿及高血压病史达 1 年以上,无论有无肾功能损害,在除外继发性肾小球肾炎及遗传性肾小球肾炎后,临床上可诊断为慢性肾炎。本病应与以下疾病相鉴别(表 4-6)。

表 4-6　慢性肾小球肾炎的鉴别诊断

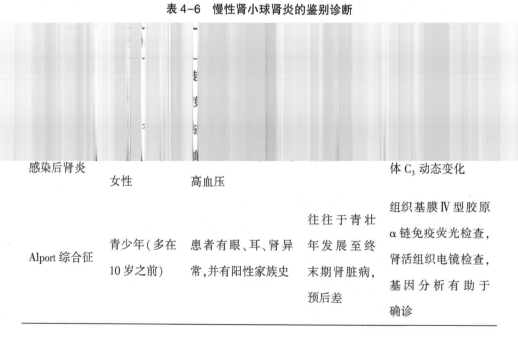

感染后肾炎	女性	高血压		体 C_3 动态变化
Alport 综合征	青少年(多在 10 岁之前)	患者有眼、耳、肾异常,并有阳性家族史	往往于青壮年发展至终末期肾脏病,预后差	组织基膜 IV 型胶原 α 链免疫荧光检查,肾活组织电镜检查,基因分析有助于确诊

续 表

疾病名称	发病年龄	临床特点	临床过程	其他特点
原发性高血压肾损害	多见于 50 岁以上,男性多于女性	有较长期高血压,其后再出现肾损害	—	常有高血压的其他靶器官并发症

【治疗】

(1)有浮肿、高血压、肾功能不全者,避免剧烈运动,低盐饮食,利尿剂治疗。

(2)肾功能不全者应限制蛋白及磷的入量,采用优质低蛋白饮食或加用必需氨基酸或 α-酮酸。

(3)积极控制高血压:力争把血压控制在理想水平,尿蛋白≥1g/d,血压应控制在 125/75 mmHg 以下;尿蛋白<1g/d,血压控制可放宽到 130/80 mmHg 以下。多年研究证实,ACEI 或 ARB 除降压作用外,还有减少尿蛋白和延缓肾功能恶化的肾脏保护作用。肾功能不全患者应用 ACEI 或 ARB 要防止高血钾,血肌酐大于 264 μmol/L 时务必在严密观察下谨慎使用。

(4)肾功能损害明显者,予丹参川芎注射液静脉滴注,尿毒清颗粒口服。

(5)避免加重肾脏损害的因素,感染、劳累、妊娠及肾毒性药物(如氨基糖苷类抗生素、含马兜铃酸中药等)均可能损伤肾脏,应予以避免。

(6)抗血小板解聚药,抗凝药,他汀类降脂药,也可辩证应用中医中药。

【注意事项】

(1)慢性肾炎病情迁延,病变均为缓慢进展,最终将发展至慢性肾衰竭。

(2)病变进展速度个体差异很大,病理类型甚为重要,但也与是否重视肾脏保护、治疗是否恰当及是否避免恶化因素有关。

第十节　糖尿病肾病

【定义】糖尿病肾病是指糖尿病所致的肾脏疾病,临床主要表现为持续性蛋白尿,是糖尿病最常见的微血管并发症之一。2007 年美国出版的糖尿病及慢性肾脏病临床实践指南建议将糖尿病肾病改为糖尿病肾脏疾病,如果病理证实为糖尿病肾病,则称为糖尿病肾小球病。

【临床表现】

(1)较长期的糖尿病病史,早期临床表现不明显。

(2)早期肾小球滤过率增加,以后出现微量白蛋白尿(30~300 mg/24h),蛋白尿(>0.5 g/24h),或肾病综合征。

(3)可有高血压,水肿,甚则全身高度水肿,胸水、腹水。伴有糖尿病眼底改变,大血管及周围神经病变等。

(4)肾活检为糖尿病肾病病理改变。

(5)可伴有肾功能损害甚至肾功能衰竭。

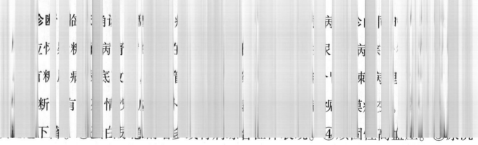

渣可见红细胞,畸形红细胞,多形性细胞管型。⑥存在其他系统疾病症状、体征。⑦ACEI 或 ARB 治疗 1~3 月内 GFR 下降>30%。

主要应与原发性肾小球疾病和其他继发性肾病鉴别(表 4-7)。

表4-7　糖尿病肾病的鉴别诊断

疾病	发病年龄	临床特点	临床过程	其他特点
慢性肾炎	任何年龄,中青年为主	血尿、蛋白尿、水肿、高血压	病情迁延,缓慢进展,最终发展至慢性肾衰竭	除外继发性、遗传性肾炎后诊断成立
良性小动脉性肾硬化症	多见于50岁以上,男性多于女性	有较长期高血压,其后再出现肾损害	—	常有高血压的其他靶器官并发症
狼疮肾炎	20~40岁女性多见	出现系统性红斑狼疮的表现,有不同程度的肾脏损害表现	能缓解,易复发,且逐渐加重	血清 ANA、抗双链DNA 抗体、抗 Sm 抗体可阳性,肾穿刺病理检查特异性表现
肾淀粉样变	多见于40岁以上,男多于女	主要表现大量蛋白尿,肾病综合征及肾衰竭	出现肾衰竭,预后差	最可靠的诊断是肾穿刺病理检查

【治疗】

(1)糖尿病饮食;限制蛋白质摄入,透析患者、儿童、孕妇不宜过度限制蛋白质;保证足够热量等。

(2)积极控制血糖:糖尿病肾病患者糖化血红蛋白应控制在7%以下,肾功能异常时应避免使用磺脲类(格列喹酮除外)、双胍类药物,建议中晚期患者使用胰岛素。

(3)积极控制血压:血压应控制在130/80 mmHg 以下,首选 ACEI、ARB 类降压药,注意血钾、肾功能。肾动脉狭窄患者慎用或禁用。

(4)出现高脂血症,动脉硬化,血管神经病变者,调脂、改善循环、营养神经等对症治疗。

(5)终末期透析,肾移植或肾-胰联合移植。

【注意事项】①糖尿病肾病预后通常不佳。②治疗早期干预各种危险因素。

第十一节　狼疮性肾炎

【定义】狼疮性肾炎是系统性红斑狼疮最常见、最严重的内脏并发症,系统性红斑狼疮患者肾活检肾受累几乎为100%,约50%以上有肾损害的临床表现。肾衰竭是狼疮性肾炎死亡的常见原因。

【临床表现】

(1)系统性红斑狼疮多见于育龄期女性,是全身性疾病。狼疮性肾炎临床表现多样化,程度轻重不一,肾脏受累同时伴肾外脏器损害。

(2)肾外表现:有发热、乏力、全身不适、纳差;面部盘状红斑、蝶状红斑、口腔溃疡、光敏感、脱发;肌痛、关节痛、肌炎、肌无力;胸膜炎、心包炎;贫血、白细胞减少、血小板减少;偏头痛、性格改变及心血管、肺、消化系统等多系统损害。

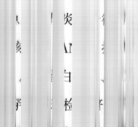

(3)肾脏表现差异很大,可为无症状蛋白尿和(或)血尿、高血压、肾病综合征

【诊断与鉴别诊断】在确诊为系统性红斑狼疮的基础上,出现肾脏损害表现,如持续性蛋白尿等可诊断为狼疮性肾炎。狼疮性肾炎症状不典型者,易误诊为原发性肾小球疾病,其他继发性肾小球病。通过仔细检查多系统、多器官有无损害,多次查 ANA,A-dsDNA,A-Sm 抗体,以资鉴别。内容见前述章节。

【治疗】

(1)本病不同病理类型,免疫损伤性质不同,治疗方法不一,应根据肾活检结果采用分级治疗及个体化原则。

(2)治疗以控制狼疮活动,阻止肾脏病变进展,最大限度地降低药物治疗的副作用为目的。同时重视肾外损害的治疗。

（3）一般来讲Ⅰ型及轻症Ⅱ型狼疮性肾炎患者无需针对狼疮肾炎的特殊治疗措施，一般给予中、小剂量糖皮质激素治疗。较重的Ⅱ型和Ⅲ型狼疮性肾炎，可给予单纯的糖皮质激素治疗，病情控制后逐渐减量并维持。单纯激素治疗不佳或激素治疗禁忌时，可给予免疫抑制剂治疗。

（4）重症Ⅲ型及Ⅳ型、Ⅴ型（包括Ⅴ+Ⅳ、Ⅴ+Ⅲ）治疗包括诱导阶段及维持阶段。诱导治疗主要针对急性严重的活动性病变，迅速控制免疫炎症及临床症状，免疫抑制药物作用强，剂量大，诱导时间6~9个月，主要药物有糖皮质激素、吗替麦考酚酯、环孢素、他克莫司、环磷酰胺；维持治疗重在稳定病情，防止复发，减轻组织损害及随后的慢性纤维化，药物剂量小，不良反应少，主要药物有泼尼松、硫唑嘌呤、吗替麦考酚酯、环孢素、他克莫司、雷公藤多苷、来氟米特等。

（5）血浆置换　病情危重或上述治疗不满意者可考虑用血浆置换或免疫吸附治疗。

【注意事项】①狼疮性肾炎治疗缓解后易复发，且有逐渐加重趋势。②病情缓解病例若干年后可能复发，通常采用小剂量激素维持，不主张完全停用免疫抑制剂。③不能坚持用药者，可在持续缓解至少5年以上停药，并密切注意尿液、免疫学指标变化。

第十二节　慢性肾衰竭

【定义】慢性肾衰竭是指慢性肾脏病引起的肾小球滤过率下降及与此相关的代谢紊乱和临床症状组成的综合征，简称慢性肾衰。

【临床表现】

（1）大多有慢性肾脏病史，少数病史不清。在不同阶段，临床表现各不相同，早期可无症状，尿毒症期可出现多系统损害症状。

（2）心血管、消化、血液、呼吸、骨骼等多系统症状，如胸闷、气短、气促、恶心、呕吐、贫血、鼻出血、皮肤瘙痒、食欲不振、纳差、全身乏力、夜尿等。

(3)代谢性酸中毒,水电解质失调严重,钙磷代谢紊乱等,可有水肿、体腔积液、低钠血症、高钾血症、低血钙、高磷血症和活性维生素 D 缺乏等。

(4)蛋白质、糖类、脂肪和维生素的代谢紊乱,可出现蛋白质代谢产物蓄积,血清白蛋白下降,血浆和组织必需氨基酸下降等。糖代谢异常主要表现为糖耐量减低和低血糖症。出现轻到中度高甘油三酯血症,少数轻度高胆固醇血症,血清维生素 A 水平增高、维生素 B_6 及叶酸缺乏等。

(5)肾功能化验异常,血尿素氮、血肌酐、血尿酸升高,内生肌酐清除率降低。

(6)超声提示双肾常缩小、肾皮质变薄和肾结构紊乱;糖尿病肾病,多囊肾双肾体积可不小。

【诊断】慢性肾脏病史超过 3 月,不明原因的或单纯的肾小球滤过率下降超过 3 月,或有在肾小球滤过率下降的过程中出现与肾衰竭相关的各种代谢紊乱和临床症状。符合以上条件可诊断慢性肾衰竭。慢性肾衰竭须与急性肾衰竭相鉴别,见急性肾衰竭章节。

【治疗】

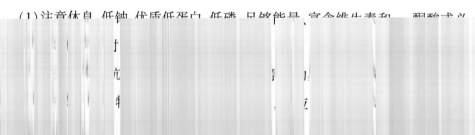

(3)治疗病因,避免或消除引起及加剧慢性肾衰竭急剧恶化的危险因素,保护健存肾单位:如对高血压,糖尿病,肾小球肾炎合理治疗等。纠正低血容量、贫血、感染、组织损伤、尿路梗阻、心力衰竭等,慎用肾毒性药物。

(4)纠正水、电解质、酸碱平衡及钙磷代谢紊乱浮肿和少尿时可用呋塞米,布美他尼,高钾时用碳酸氢钠或葡萄糖+胰岛素静脉滴注。必要时用 10% 葡萄糖酸钙静脉滴注等。补钙、降磷治疗,应用骨化三醇(罗盖全)或阿法骨化醇,碳酸钙。

(5)口服吸附和导泻疗法,口服氧化淀粉或活性炭制剂、口服大黄制剂或甘露醇等,应用胃肠道途径增加尿毒症毒素的排出。

（6）对症治疗　出现各系统症状,如消化道出血,心力衰竭等,对症治疗。

（7）替代治疗　可根据情况选择腹膜透析或血液透析。

（8）同种异体肾移植。

【注意事项】临床医师应仔细询问病史、查体,及时行实验室检查,努力做到早期诊断,积极治疗,延缓疾病进展。

第五章 神经内科疾病

第一节 短暂性脑缺血发作

【定义】短暂性脑缺血发作是颈动脉系统或椎基底动脉系统发生短暂性血液供应不足,引起局灶性脑缺血而导致突发的、短暂性、可逆性神经功能障碍。

该病好发于 34~65 岁,男性多于女性。发病突然无先兆,多在体位改变、活动过度、颈部突然转动或屈伸等情况下发病。发作持续数分钟到 2h,一般在 24h 内完全恢复,无后遗症,可反复发作。

【临床表现】

1. 颈内动脉系统短暂性脑缺血发作

常见症状是一过性眩晕、眼震、站立或行走不稳;视物成双或视野缺损;吞咽困难、饮水呛咳、语言不清或声音嘶哑;单肢或双侧肢体无力、感觉异常;听力下降、交叉性瘫痪、轻偏瘫和双侧轻度瘫痪等。

【诊断】依靠详细病史,突发性、反复性、短暂性和刻板性特点,结合必要的辅助检查而诊断,必须排除其他脑血管病后才能诊断。

【治疗】针对发作形式及病因采取不同的处理方法。偶尔发作或只发作 1 次在血压不太高的情况下可长期服用小剂量肠溶阿司匹林 75 mg,1 次/日,或氯吡格雷 75 mg,1 次/日。阿司匹林多数情况下需应用 2~5 年,如无明显副作用出现,可延长使用时间。同时应服用防止血管痉挛的药物,如尼莫地平 20 mg,3 次/日。

频繁发作应作为神经科的急症。如果得不到有效的控制,近期内发生脑梗死的可能性很大,应积极治疗,其治疗原则是综合治疗和个体化治疗。

1. 积极治疗危险因素

治疗高血压、高血脂、心脏病、糖尿病、脑动脉硬化等。

2. 抗血小板聚集

选用肠溶阿司匹林或氯吡格雷等。

3. 改善脑微循环

选用尼莫地平、桂利嗪等。

4. 扩血管药物

选用曲克芦丁。

【预后】短暂性脑缺血发作为慢性反复发作性临床综合征,发作期间可出现明显的局限性脑功能障碍表现。短暂性脑缺血发作后脑梗死发生率第 1 个月为 4%~8%,第 1 年为 12%~13%,在 5 年后达 24.29%,第 1 个 5 年内每年的脑血管病的发生率为 5.9%。患者对于疾病的预后极为担心,从而导致焦虑、多疑、抑郁等情感障碍。负性情绪可影响神经内分泌系统,加重心理状态的改变,如果不能及时控制短暂性脑缺血发作,可能最后导致脑血管病发作;如果及时治疗,短暂性脑缺血发作则预后良好。

第二节　脑出血

【定义】脑出血是指非外伤性的原发性脑实质出血,常导致较严重的神经功能障碍。

【临床表现】

1. 一般表现

常见于 50 岁以上患者,男性稍多于女性,寒冷季节发病率较高,多有高血压病史。多在情绪激动中突发,常于数分钟至数小时内达到高峰。少数也可以在安静状态下发病。前驱症状不明显。

2.局限性表现

取决于出血量和出血部位。

(1)基底节区出血壳核、丘脑是高血压性脑出血2个常见部位。血肿压迫内囊后肢纤维,可见三偏征(病灶对侧偏瘫、偏身感觉缺失、偏盲),大量出血可致意识障碍,血肿进入脑室可表现为血性CSF。

(2)脑叶出血顶叶出血表现为偏身感觉障碍、空间构象障碍;额叶出血表现偏瘫、Broca失语、摸索等;颞叶出血表现为Wernicke失语、精神症状;枕叶出血可表现为对侧偏盲。

(3)脑桥出血

①小量出血交叉性瘫痪、共济失调性轻偏瘫;两眼向病灶侧凝视麻痹、核间性眼肌麻痹;可无意识障碍,恢复较好。

②大量出血(血肿>5 mL)累及脑桥双侧,常破入第四脑室或向背侧扩展至中

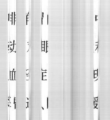

(5)小脑出血头痛、眩晕、频繁呕吐、枕部剧烈头痛、平衡障碍等,可无肢体瘫痪;病初意识清楚或轻度意识模糊。

①小量出血患者表现为一侧肢体笨拙、行动不稳、共济失调,眼震;

②大量出血患者12~24 h陷入昏迷和脑干受压征象,周围性面神经麻痹、两眼凝视病灶对侧,瞳孔小而光反应存在,肢体瘫,病理反射(+)。晚期瞳孔散大,中枢性呼吸障碍,枕大孔疝死亡。

(6)脑室出血

①小量脑室出血患者表现为头痛、呕吐、脑膜刺激征、血性CSF,无意识障碍或

有局灶神经体征,酷似蛛网膜下腔出血,可完全恢复,预后好。

②大量脑室出血患者表现为起病急骤,迅速陷入昏迷,频繁呕吐,四肢弛缓性瘫或去脑强直发作,针尖样瞳孔,眼球分离斜视或浮动,病情危笃,迅速死亡。

【诊断】

1. 诊断

中老年患者活动中或情绪激动时突然发病,迅速出现局灶性神经功能缺损,以及头痛、呕吐等颅高压症状可考虑脑出血,结合 CT 检查,可明确诊断。

2. 鉴别诊断

(1)首先与其他脑血管疾病如急性脑梗死、蛛网膜下腔出血鉴别,

(2)对发病突然、迅速昏迷且局灶体征不明显者,应注意与引起昏迷的全身性疾病如中毒(酒精中毒、镇静催眠药中毒、CO 中毒)及代谢性疾病(低血糖、肝性脑病、肺性脑病和尿毒症等)鉴别。

(3)对有头部外伤史患者应与外伤性颅内血肿鉴别。

【治疗】

1. 内科治疗

治疗原则为安静卧床(2~4 周)、脱水降颅压、调整血压、防治继续出血、加强护理防治并发症,可参考脑梗死对症支持治疗。

2. 外科治疗

适应证有:①基底核区中等量以上出血(壳核出血≥30 mL,丘脑出血≥15 mL);②小脑出血≥10 mL 或直径≥3 cm,或合并明显脑积水;③重症脑室出血(脑室铸型);④合并脑血管畸形、动脉瘤等血管病变。

3. 康复治疗

病情稳定后宜尽早康复治疗,促进神经功能恢复,提高生活质量,如患者出现抑郁情绪可及时给予抗抑郁药或心理支持。

【预后】 与出血量、部位、病因及全身状况有关,脑干、丘脑、大量脑室出血预后差。

第三节　蛛网膜下腔出血

【定义】颅内血管破裂出血进入蛛网膜下腔而产生的一系列临床表现。分为自发性及外伤性。蛛网膜下腔出血常见的病因有动脉瘤破裂和脑动静脉畸形破裂出血。

【临床表现】

(1)典型表现为"雷击样"头痛,常在活动时出现。

(2)诱发出血的活动通常为剧烈运动、工作或性交。

(3)头痛性质常常是患者所经历的最严重的头痛。查体可以正常,也可有局灶体征,通常是复视或其他颅神经麻痹表现;常发现脑膜刺激征,若患者进展至昏迷,脑膜刺激征可消失。

【诊断与鉴别诊断】

1. 诊断

当患者突然出现"一生中最剧烈的头痛时",应考虑为蛛网膜下腔出血,如果

膜下腔出血,而是偏头痛。当头痛发生前存在闪光、亮点、视野缺损、麻木等先兆或某些运动时,更增加了偏头痛的可能性。偏头痛发作时可有恶心、呕吐、畏光、畏声等伴随症状。因此,急诊经常可见到 CT 和 LP 阴性的患者。

(2)脑实质内出血　脑实质内出血可以产生与 SAH 相似的临床表现。然而,脑实质内出血更常见局灶性无力、麻木、失语及共济失调等症状。

【治疗】

(1)密切监护。有条件可在 ICU 进行治疗,应定时对患者进行神经系统和生命体征的检查,及时发现患者再出血的可能。

（2）手术治疗。行脑血管检查,明确出血病因为动脉瘤或动静脉畸形患者,临床病情分级低于Ⅲ级时,可行手术夹闭动脉瘤或者介入栓塞治疗。

（3）预防血管痉挛。适当补液,血浆扩容剂,尼莫地平。

（4）部分 SAH 患者可出现痫性发作,因此,有些临床医师会常规预防性应用苯妥英钠或其他抗癫痫药,但不推荐长期使用。

（5）释放脑脊液疗法可促进血液吸收和缓解头痛,也可减少脑血管痉挛和脑积水发生,但应警惕脑疝、颅内感染及再出血的危险。

（6）急性期合并症状性脑积水应进行脑脊液分流术治疗,合并慢性症状性脑积水患者,推荐进行永久的脑脊液脑室腹腔分流术。

【预后】蛛网膜下腔出血患者其死亡率明显高于缺血性卒中。部分患者可能遗留永久的神经功能障碍,主要为脑血管痉挛所致。

第四节　脑膜炎

【定义】脑膜炎是一种由细菌或病毒引起的脑膜感染性疾病。

【临床表现】

（1）上呼吸道感染或胃肠道症状。

（2）神经系统表现。颅内压增高、惊厥、脑膜刺激征、意识障碍、局灶体征;

（3）全身感染中毒症状。

【诊断与鉴别诊断】

1.诊断

确诊脑膜炎应行腰椎穿刺术,取脑脊液化验检查,血样、尿样和眼、鼻分泌物体应留作细菌培养。

2.鉴别诊断

主要根据脑脊液压力、性状及化验检查结果(表5-1)。

表 5-1 化脓性、结核性、病毒性、隐球菌性脑膜炎与感染中毒性脑病的鉴别诊断

脑脊液	压力（mmH$_2$O）	外观	白细胞数（个/10^6）	Pandy试验	蛋白（g/L）	糖（mmol/L）
正常	<180	清	<10		0.2~0.4	2.8~4.5
化脓性脑膜炎	高	米汤样	数百至数万，多核为主	++~+++	明显增高	明显减少
结核性脑膜炎	高或较高	毛玻璃	数十个至数百，淋巴为主	+~+++	明显增高（通常1g以上）	减少
病毒性脑、脑膜炎	正常或较高	清或不太清	正常至数百，淋巴为主	±~++	正常或稍增加	正常
隐球菌性脑膜炎	高	不太清	数十个至数百，淋巴为主	+~+++	增多（通常1g以上）	减少
感染中毒性脑病	正常或稍高	清	正常	-或+	正常或稍高	正常

2. 对症支持治疗

卧床休息，监测生命体征，处理高热、惊厥和休克。

3. 降低颅内压

20%甘露醇每次 0.25~1.0g/kg，每 6~8 小时 1 次。

【注意】早期发现病人，就地隔离治疗；药物预防（磺胺类药物）；菌苗预防。

第五节　动脉粥样硬化性脑血栓形成

【定义】指颈内动脉或椎－基底动脉系统产生粥样斑块,导致管腔狭窄或血栓形成,引起相应供血区域脑组织缺血、缺氧性坏死,而出现相应神经功能缺损的一类临床综合征。

【临床表现】

1. 一般特点

多见于中老年人。常在安静或睡眠时发病,部分病例有短暂性脑缺血发作前驱症状如肢体麻木、无力等,局灶性体征多在发病后10余小时或1~2日达到高峰,临床表现取决于梗死灶的大小和部位。患者一般意识清楚,当发生基底动脉血栓或大面积脑梗死时,可出现意识障碍,甚至危及生命。

2. 分类

据临床表现及影像学表现分类如下。

(1)大面积脑梗死　依据闭塞血管供应脑部血流情况。

(2)分水岭脑梗死　是指相邻血管供血区分界处、边缘带缺血。典型为颈内动脉严重狭窄或闭塞伴血压降低,心源性、动脉源性栓塞,表现为卒中样发病,症状较轻,恢复较快。

(3)出血性脑梗死　脑梗死灶内动脉坏死使血液漏出或继发出血,常见于大面积脑梗死后。

(4)多发性脑梗死　2个或以上,不同供血系统脑血管闭塞引起的脑梗死,常为反复发生的脑梗死所致。

【诊断与鉴别诊断】中年以上高血压及动脉硬化患者突然发病,一至数日出现脑局灶性损害症状体征,可归因于某颅内动脉闭塞综合征,CT 或 MRI 检查发现梗死灶可以确诊,鉴别诊断见表5-2。

表 5-2　脑梗死与脑出血鉴别诊断

鉴别项目	脑梗死	脑出血
好发人群	多为 60 岁以上	多为 60 岁以下
起病状态	安静或睡眠	动态起病
起病速度	十余小时或 1~2d 症状达到高峰	十分钟至数小时症状达到高峰
全脑症状	轻或无	头痛、呕吐、嗜睡等颅内压高症状
意识障碍	无或者较轻	多见且较重
神经体征	多为非均等性偏瘫(大脑中动脉主干或皮质支)	多为均等性偏瘫(基底核区)
CT 检查	脑实质内低密度灶	脑实质内高密度灶
脑脊液	无色透明	可有血性

【治疗】

1. 治疗原则

2. 急性期治疗

(1)一般治疗　主要为对症治疗,包括维持生命体征和处理并发症。注意:①脑梗死后通常无须紧急处理高血压,切忌过度降压导致脑灌注压降低。病后 24 ~48 h 血压>220/120 mmHg(平均动脉压>130 mmHg),可服用卡托普利 6.25~12.5 mg。②发病后 2~5 天为脑水肿高峰期,根据临床表现及颅内压监测:可用 20%甘露醇 125 mL,快速静滴,1 次/6 h;呋塞米 40 mg,静脉注射,2 次/日;甘油果糖 250 mL,1~2 次/日;10%白蛋白 50 mL,静脉滴注,1~2 次/日。必须根据颅内压增高的程度和心肾功能状况来选择脱水剂及剂量。

（2）特殊治疗　包括超早期动脉或静脉溶栓治疗、抗血小板治疗、抗凝治疗、血管内介入治疗、细胞保护治疗和外科治疗等。

3. 恢复期治疗

早期进行，个体化原则，制定短期或长期治疗计划，分阶段，因地制宜选择治疗方法，进行针对性体能及技能训练。

4. 预防性治疗

尽早预防性治疗危险因素（如高血压、糖尿病、心房纤颤、颈动脉狭窄等），阿司匹林 50~100 mg；氯吡格雷 75 mg，对脑卒中二级预防有肯定效果。

第六节　脑栓塞

【定义】指各种栓子随血流进入颅内动脉，导致血管腔急性闭塞或严重狭窄，引起相应供血区脑组织发生缺血坏死及功能障碍的一组临床综合征。

【临床表现】

1. 一般特点

活动中骤然发生局灶性神经体征而无先兆，起病瞬间即达到高峰，多呈完全性卒中，常见癫痫发作，如病人有心瓣膜病、心内膜炎、心脏肥大、心律失常或多灶性脑梗死等体征，提示为心源性栓子。

2. 临床表现

（1）前循环栓塞　偏瘫、偏身感觉障碍、失语或局灶性癫痫发作。

（2）后循环栓塞　眩晕、复视、交叉瘫或四肢瘫、共济失调、饮水呛咳、吞咽困难、构音障碍。

【诊断与鉴别诊断】

1. 诊断

骤然卒中起病，出现偏瘫、失语等局灶性体征，可伴痫性发作，数秒至数分钟达高峰,有心源性栓子来源(冠心病、风心病等),合并其他脏器栓塞更支持诊断,CT、MRI 可确定脑栓塞部位、数目、是否伴发出血,有助于明确诊断。

2. 鉴别诊断

与动脉粥样硬化性血栓形成、脑出血鉴别,头颅 CT 或 MR 可明确诊断,迅速的起病过程和栓子来源支持脑栓塞的诊断。

【治疗】

1. 脑栓塞的治疗

一般治疗与脑血栓形成相同,主要是改善循环、减轻脑水肿、防止出血、减小梗死范围。注意:合并出血性梗死时,应暂停溶栓、抗凝和抗血小板,防止出血加重。

2. 原发病的治疗

有利于脑栓塞病情控制和防止复发。

3. 抗栓治疗

房颤或有心源性栓子、动脉夹层、高度狭窄,可用肝素预防再栓塞,定期监测凝血功能及调整抗凝药物剂量。

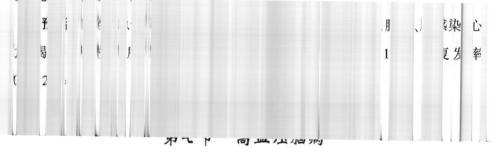

第七节 高血压脑病

【定义】高血压脑病是高血压患者血压骤然升高,超过其脑血管自身调节能力,大量血流进入脑组织,引起局限性或弥漫性脑水肿,导致一系列中枢神经系统功能障碍的现象。

【临床表现】高血压脑病常由过度劳累、紧张、情绪激动所诱发。起病急骤,进展迅速,血压急剧升高,可达 200~260/140~180 mmHg,或血压比前明显升高(收缩压升高>50 mmHg,舒张压升高>30 mmHg)。患者表现为头痛、癫痫发作、意识障碍等症状和体征。高血压脑病发作常在血压升高 12~48h 后出现,持续数分钟或数天,不留后遗症,如急救措施不当可导致严重脑损害甚至危及生命。

1. 高血压脑病三联征

由于脑血流量增加、脑水肿而出现头痛、癫痫发作、意识障碍等相应的症状和体征,称为高血压脑病三联征。

2. 其他脑功能障碍

包括短暂性失语、偏身感觉障碍、偏瘫、视力模糊、视力障碍甚至失明等。

【诊断与鉴别诊断】

1. 诊断

当同时具备以下三个条件时,应考虑为高血压脑病:

(1)高血压患者突然出现血压迅速升高,其中以舒张压>120 mmHg 为重要特征。

(2)以颅内压增高和局限性脑组织损害为主的精神神经系统异常表现。患者突发剧烈头痛,常伴呕吐、黑矇、抽搐和意识障碍,一般在血压显著升高 12~48h 后发生。

(3)经紧急降压治疗后,症状和体征随着血压下降,一般在数小时内明显减轻或消失,不遗留任何脑损害后遗症。

2. 鉴别诊断(表 5-3)

表 5-3　高血压脑病的鉴别诊断

疾病名称	临床表现	脑脊液	头颅 CT
高血压脑病	以颅内压增高和局限性脑组织损害为主。突发剧烈头痛,常伴呕吐、黑矇、抽搐和意识障碍,一般在血压显著升高 12~48h 后发生。可恢复,不遗留任何脑损害后遗症	—	脑水肿

续　表

疾病名称	临床表现	脑脊液	头颅 CT
脑出血	偏盲、偏身感觉障碍、偏瘫、失语等,短时间不能恢复	血性	局限性高密度影
蛛网膜下腔出血	脑膜刺激征,如颈项强直	血性	蛛网膜下腔可见高密度影
脑梗死	头痛多不严重,很少出现昏迷。患者血压可不高,或仅有轻、中度升高。有明确而固定的神经系统体征	非血性	低密度梗死灶
脑肿瘤	起病隐匿,进展缓慢,进行性加重,逐渐出现头痛、呕吐、视乳头水肿,伴有进行性加重的局限性的神经系统体征	蛋白高	占位病灶

【治疗】

1. 尽快降低血压

常　降　[⋯⋯⋯]　尔等

2. 低　[⋯⋯⋯]

可　脉　[⋯⋯⋯]　塞　[⋯] 长松等药物

3. 制　[⋯⋯⋯]

地西泮(安定)、苯巴比妥、咪达唑仑等药物。

4. 镇静和休息

镇静、休息、吸氧、卧床休息,避免情绪激动及紧张,低盐饮食,治疗并发症,注意纠正水电解质平衡紊乱。

5. 并发症治疗

【预后】本病发病急,症状明显,病情危重,但对降压治疗反应敏感。当血压下降后,病情迅速好转,预后良好。若治疗不及时,可引起广泛的脑功能损害,甚至导致死亡。如果降压不及时,忽视心、脑、肾保护,80%患者在一年内、99%患者在五年内死于心功能不全、心肌梗死、尿毒症、脑出血等。

第八节 血管性痴呆

【定义】由于多灶性脑梗死导致的痴呆称为血管性痴呆,呈进行性或阶梯性进展。多灶性脑梗死影响皮层和(或)皮层下区域,出现认知或其他神经系统功能的进行性恶化。

【临床表现】①进行性痴呆,经常呈阶梯状加重。②患者几乎都有血管病危险因素。③除了认知改变,还存在运动或共济失调。④通常为皮层下痴呆,提示皮层下白质受累。

【诊断与鉴别诊断】

1.诊断

皮层下痴呆患者中枢神经系统多灶性小的皮层或皮层下梗死可确诊。注意:部分老年人核磁 T2 或 FLAIR 像可见类似微梗死的多灶性异常,但这些病灶与临床并不一定有相关性,而且,不能仅凭这种影像学改变就做出血管性痴呆的诊断。

2.鉴别诊断

(1)阿尔茨海默病 有痴呆表现,没有运动或步态等局灶性异常。神经心理学检查结果通常表现为皮层性痴呆。

(2)额颞叶痴呆 有痴呆表现,没有运动或步态等局灶性异常。影像学可有助于鉴别,表现为脑叶萎缩而不是多灶性脑梗死。

(3)正常颅压力脑积水 痴呆、共济失调、尿失禁是典型的三联征。影像学示脑室增大而不是脑叶萎缩,CT 通常可以鉴别。

(4)脑肿瘤 意识模糊伴有头痛,视乳头水肿常见。发病远较血管性痴呆缓慢。影像学表现为占位性病变。

【治疗】①胆碱酯酶抑制剂对于认知能力下降的治疗可能有帮助。②应用抗精神病药治疗行为改变。③抗血栓治疗及控制血管病危险因素,可用于减缓疾病进展。④可补充维生素,虽然其疗效并不肯定。

第九节　阿尔茨海默病

【定义】阿尔茨海默病是中枢神经系统一种原发性退行性变性疾病。本病起病缓慢,病程呈进行性,病因及发病机制尚不十分清楚。常于老年期或老年前期发病。脑病理改变为弥散性脑萎缩,伴有神经元纤维缠结及老年斑,神经元颗粒空泡变性,血管壁淀粉样蛋白变性等。

【临床表现】

1. 起病潜隐

病情发展缓慢,多数发病在 65 岁以后。

2. 认知症状

记忆障碍(近事遗忘先出现,再出现远记忆障碍,可出现虚构现象);视空间和定向障碍(定向力进行性受累,常在熟悉的环境里迷路,视空间技能受损,时间定向力差;言语障碍含有刻板罗素言语、失语等);智力障碍(全面性的智力减退,包括理解推理判断抽象概念和计算等认知能)。

3. 精神症状

妄想(如被窃妄想、嫉妒妄想);幻听最常见其次为幻视,其他幻觉少见,出现在傍晚);错人(消极地案的界限,行扭屏把照片和镜中误认为真人并与之对话);焦虑、抑郁常见,躁狂相对较少。人格改变比较普遍,多见于额、颞叶受损的患者,表现自私、固执、偏激、乖戾、以自我为中心、敏感多疑、骂人言语粗俗、行为不顾及社会规范等。有单调、刻板及无目的的和怪异的行为。可有睡眠障碍和神经系统症状,如肌张力增高、震颤、动作迟缓等症状,也可有病理性反射。

4. 病程

总病程一般 2~12 年。早期可持续 1~3 年,近记忆力下降,学习新知识困难,交往被动,生活能自理或部分自理。中期的智力及人格改变渐加重,有皮层高级功能障碍,可出现幻觉和妄想,生活部分自理或不能自理。晚期出现严重痴呆,生活完全不能自理,有明显的神经系统症状,大小便失禁。预后不良。

【诊断与鉴别诊断】

1. 诊断

①存在痴呆。②潜隐起病,通常难以明确起病时间。③无临床依据或检查结果能提示精神障碍是由其他可引起痴呆的疾病所致。④在疾病早期无局灶性神经系统损害的体征。

2. 鉴别诊断(表 5-4)

表 5-4　阿尔茨海默病与血管性痴呆鉴别诊断

鉴别项目	阿尔茨海默病	血管性痴呆
起病	隐渐	较急,常有高血压史
病程	进行性缓慢发展	波动或阶梯恶化
早期症状	近记忆障碍	神经衰弱综合征
精神症状	全面性痴呆	以记忆障碍为主的局限性痴呆
	判断力、自制力丧失	判断力、自制力较好
	有人格改变	人格改变不明显
	淡漠或欣快	情感脆弱
神经系统	早期多无限局性体征	限局性症状和体征
CT	弥漫性脑皮质萎缩	多发梗死,腔隙和软化灶
Hachinski 评分	<4	>7

【治疗】

1. 抗精神病药物

可予小剂量的氟哌啶醇、奋乃静、利培酮、奥氮平等药物,1～2 次/日,宜根据病情调整药物。

2. 抗抑郁药

多选用 SSRIs 类,如氟西汀、西酞普兰、舍曲林等,根据病情调整药物。

3. 抗焦虑药

丁螺环酮 30 mg/d,分三次服用　劳拉西泮 1～1.5 mg/d,分 2～3 次服用。

4. 心境稳定剂

可用丙戊酸钠、碳酸锂、卡马西平等,应尽可能小剂量,并注意监测副反应。

5. 促智药

胆碱酯酶抑制剂多奈哌齐 5～10 mg/d;NMDA 受体阻断剂盐酸美金刚 10～20 mg/d。

第十节　帕金森病

【定义】帕金森病是一种神经系统变性疾病,表现为静止性震颤、运动迟缓、肌强直、协调障碍和步态异常。主要病因为黑质到基底节的投射纤维变性,纹状体多巴胺递质水平显著降低。

【临床表现】静止时有明显的震颤,活动时减轻,行走时加重;站立时身体前倾,两脚间距离小；行走时拖步,起步慢步小,行走时上肢摆动少,慌张步态;肢体肌张力增高,强直或伴有齿轮样震颤。

【诊断与鉴别诊断】

1. 诊断

包括强直、运动迟缓、静止性震颤、姿势步态异常中任意组合即可据此做出临床诊断。

2. 鉴别诊断

(1)帕金森综合征　如进行性核上性麻痹(PSP)、多系统萎缩(MSA),除典型的帕金森症状外,还伴有其他的临床特征,如垂直性眼球凝视障碍(PSP)、体位性低血压(Shy-Drager 综合征)、早期出现严重痴呆和视幻觉(路易体痴呆)、角膜色素环(肝豆状核变性)、皮质复合感觉缺失和锥体束征(皮质基底核变性)和周围神经病等。这些疾病所伴发的帕金森症状常以强直、少动为主,静止性震颤少见,对左旋多巴治疗不敏感。

(2)药物性帕金森 症状由镇静药物或其他药物导致,临床上无法鉴别。只有通过停用该种药物后的表现加以诊断。

(3)血管性帕金森 多发性脑梗死可出现类似于帕金森病的临床表现,影像学检查可见血管性病变。

(4)正常颅压脑积水 表现为共济失调、痴呆和尿失禁,可以出现肌张力增高,但不似齿轮样,不伴有震颤。

【治疗】

1.内科保守治疗

(1)保持活动能力至关重要,可用的药物包括:抗胆碱能药物,多巴胺激动剂,左旋多巴,儿茶酚胺-氧位-甲基转移酶(COMT)抑制剂,单胺氧化酶抑制剂,促多巴胺释放药物。

(2)震颤的治疗主要是抗胆碱能药物如苯海索,多巴胺激动剂和左旋多巴也有一定疗效。

(3)对强直和运动迟缓可使用多巴胺激动剂或左旋多巴治疗,中重度患者可联合使用。

(4)患者的年龄影响药物的选择,年轻患者通常先选择多巴胺激动剂,而年老患者则首选左旋多巴,左旋多巴和卡比多巴联合应用可以减少左旋多巴的全身性副反应。

2.外科手术治疗

立体定向脑深部电极植入术,或立体定向脑内神经核团毁损术。

【预后】帕金森病是一种进展性疾病,随时间的推移,功能障碍会越来越明显,药物只能对症治疗,药物的保护性效果即便有也非常微弱。随着用药时间的延长,患者会出现症状性的波动,对药物的反应也越来越差。外科手术效果较好。

第十一节　面神经麻痹

【定义】面神经麻痹是以面部表情肌群运动功能障碍为主要特征的一种常见病,主要症状是口眼歪斜。其可分为中枢性面神经麻痹、周围性面神经麻痹。

【临床表现】

1. 中枢性面神经麻痹

病变对侧睑裂以下的颜面表情肌瘫痪,常伴有与面瘫同侧的肢体瘫痪,无味觉和唾液分泌障碍。

2. 周围性面神经麻痹

病变同侧眼睑不能闭合、不能皱眉、鼓腮漏气、口角歪斜等,可伴有听觉改变、舌前2/3 的味觉减退以及唾液分泌障碍。

【诊断】根据临床表现及相关检查基本可确诊,一般无需与其他疾病鉴别。

【治疗】周围性面瘫主要采用激素、B 族维生素、抗病毒药物和理疗等方法治

痛或中耳炎等疾病时要及时系统治疗。

第十二节　偏头痛

【定义】偏头痛是以发作性中重度、搏动样、偏侧头痛为主要表现的慢性神经血管性疾病。一般持续 4~72 h,可伴有恶心、呕吐,光、声刺激或日常活动均可加重头痛,安静环境、休息可缓解头痛。偏头痛多起病于儿童和青春期,中青年期达发病高峰,女性多见,男女患者比例约为 1:2~1:3,人群中患病率为 5%~10%,

常有遗传背景。

【临床表现】①反复发作的头痛,间歇期无症状。②大多为一侧,局限于额、颞及枕部。③搏动性头痛,可转为持续性钝痛。④少数患者有先兆症状,如视觉、感觉和运动等。⑤恶心、呕吐、畏光或(和)畏声、倦怠等是常见伴发症状。

【诊断】

1. 无先兆偏头痛

(1)符合标准(2)～(4),至少5次发作。

(2)头痛发作持续4～72 h(未治疗或治疗不成功)。

(3)头痛至少具备以下特点中的2条:①单侧;②搏动性;③疼痛程度为中度或重度;④日常体力活动可以加剧或头痛时主动避免此类活动(如散步或爬楼梯)。

(4)在头痛期间至少具备以下中的1条:①恶心和/或呕吐;②畏光和畏声。

(5)不归因于其他疾患。

2. 有先兆偏头痛

(1)符合(2)～(4)特征的至少2次发作。

(2)先兆至少有下列中的1种表现,但没有运动无力症状:①完全可逆的视觉症状,包括阳性表现(如闪光、亮点或亮线)和(或)阴性表现(如视野缺损);②完全可逆的感觉异常,包括阳性表现(如针刺感)和(或)阴性表现(如麻木);③完全可逆的言语功能障碍。

(3)至少满足以下2项:①同向视觉症状和(或)单侧感觉症状;②至少1个先兆症状逐渐发展的过程>5 min,和(或)不同的先兆症状接连发生,过程>5 min;③每个先兆症状持续5～60 min。

(4)在先兆症状同时或在先兆发生后60 min内出现头痛,头痛符合无先兆偏头痛诊断标准中的(2)～(4)项。

(5)不能归因于其他疾病。

【鉴别诊断】见表5-5。

表 5-5 偏头痛的鉴别诊断

鉴别项目	偏头痛	丛集性头痛	紧张型头痛
家族史	多有	多无	可有
周期性	部分女性和月经周期有关	有丛集发作期,丛集发作频率为隔天 1 次到 8 次/日	多无
性别比(男:女)	1:3~2	2.5~3.5:1	4:5
头痛性质	搏动性	尖锐痛、撕裂牵拉痛	压迫痛、紧箍感
持续时间	4~72 h	15 min~3 h	30 min~7 d
头痛程度	中重度	重度或极重度	轻中度
伴随症状	恶心、呕吐畏声、畏光	结膜充血、流泪、流涕	极少
活动加重	多有	多无	多无

【治疗】

急性期主要用曲坦类、麦角碱类、非甾体抗炎药等。针对恶心、呕吐、烦躁等伴随症状可给予对症药物处理。

【预后】大多数偏头痛患者的预后良好。偏头痛可随年龄的增长而症状逐渐缓解,部分患者可在 60~70 岁时偏头痛不再发作。

第十三节　腔隙性脑梗死

【定义】大脑半球或脑干深部的小穿通动脉,在长期高血压等危险因素基础上,发生闭塞而引起供血区脑组织缺血坏死,从而出现的相应神经功能缺损的一类临床综合征。

【临床表现】多见于中老年患者,男性多见于女性,半数以上有高血压病史,突然或者逐渐起病,出现偏瘫或偏身感觉障碍等局灶症状。通常症状较轻,无头痛、颅高压和意识障碍等表现,体征单一、预后较好,许多患者并不出现症状而由头颅影像学检查表现。

【检查】头颅 CT 可见基底节区、皮质下白质内单个、多个病灶,多数呈圆形或卵圆形,边界清晰、无占位效应低密度病灶。MRI 显示更清晰,CSF 检查正常,EEG 无阳性发现。

【诊断与鉴别诊断】

1. 诊断

中老年发病,有高血压、糖尿病等高危因素,急性起病,出现局灶性神经功能症状患者高度怀疑腔隙性脑梗死。根据头颅 CT 或 MRI 检查,结合临床病史、体征可确诊。

2. 鉴别诊断

需要与小量脑出血、感染、囊虫病、Moyamoya 病、脑脓肿、颅外段颈动脉闭塞、脑桥出血、脱髓鞘疾病和转移瘤等鉴别。

【治疗】与脑血栓形成治疗类似。主要为控制脑血管病危险因素,尤其强调要控制血压。

【预后】本病预后一般良好,死亡率和致残率较低,但复发率较高。

第十四节　脑肿瘤

【概述】脑肿瘤即各种颅内肿瘤,是神经系统中常见的疾病之一,分为原发和继发两大类。原发性颅内肿瘤可发生于脑组织、脑膜、脑神经、垂体、血管残余胚胎组织等。继发性肿瘤指身体其他部位的恶性肿瘤转移或侵入颅内形成的转移瘤。

颅内肿瘤约占全身肿瘤的5%,占儿童肿瘤的70%。颅内肿瘤可发生于任何年龄,以20~50岁为最多见。少儿以颅后窝及中线肿瘤较多见,主要为髓母细胞瘤、颅咽管瘤及室管膜瘤。成人以大脑半球胶质瘤为最多见,如星形细胞瘤、胶质母细胞瘤、室管膜瘤等。其次为脑膜瘤、垂体瘤及颅咽管瘤、神经纤维瘤、海绵状血管瘤、胆脂瘤等。原发性颅内肿瘤发生率无明显性别差异,男稍多于女。

颅内肿瘤的发生部位往往与肿瘤类型有明显关系,胶质瘤好发于大脑半球,垂体瘤发生于鞍区、听神经瘤发生于小脑桥脑角,血管网织细胞瘤发生于小脑半球较多,小脑蚓部好发髓母细胞瘤等。

【临床表现】如果患者出现精神障碍,幻嗅,视力骤降,癫痫,清晨头痛,喷射状

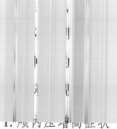

1. 颅内压增高症状

约90%以上脑瘤患者中出现,主要表现如下。

(1)头痛、恶心、呕吐、头痛多位于前额及颞部,为持续性头痛阵发性加剧,常在早上头痛更重,间歇期可以正常。

(2)视乳头水肿及视力减退。

(3)精神及意识障碍及其他症状:头晕、复视、一过性黑矇、猝倒、意识模糊、精神不安或淡漠,可发生癫痫,甚至昏迷。

(4)生命体征变化:中度与重度急性颅内压增高时,常引起呼吸、脉搏减慢,血

压升局。

2.局部症状与体征

主要取决于肿瘤生长的部位,因此可以根据患者特有的症状和体征做出肿瘤的定位诊断。

(1)大脑半球肿瘤的临床症状

①精神症状多表现为反应迟钝,生活懒散,近记忆力减退,甚至丧失,严重时丧失自知力及判断力,亦可表现为脾气暴躁,易激动或欣快。

②癫痫发作包括全身大发作和局限性发作,以额叶最为多见,依次为颞叶、顶叶,枕叶最少见,有的病例抽搐前有先兆,如颞叶肿瘤,癫痫发作前常有幻想,眩晕等先兆,顶叶肿瘤发作前可有肢体麻木等异常感觉。

③锥体束损害症状表现为肿瘤对侧半身或单一肢体力弱或瘫痪病理征阳性。

④感觉障碍表现为肿瘤对侧肢体的位置觉,两点分辨觉,图形觉、质料觉、实体觉的障碍。

⑤失语分为运动性和感觉性失语。

⑥视野改变表现为视野缺损,偏盲。

(2)蝶鞍区肿瘤的临床表现

①视觉障碍肿瘤向鞍上发展压迫视交叉引起视力减退及视野缺损,常常是蝶鞍肿瘤患者前来就诊的主要原因,眼底检查可发现原发性视神经萎缩。

②内分泌功能紊乱如性腺功能低下,男性表现为阳痿、性欲减退。女性表现为月经期延长或闭经,生长激素分泌过盛在发育成熟前可导致巨人症,发育成熟后表现为肢端肥大症。

(3)松果体区肿瘤临床症状四叠体受压迫症状:视障碍,瞳孔对光反应和调节反应障碍,耳鸣、耳聋;持物不稳,步态蹒跚,眼球水平震颤,肢体不全麻痹,两侧锥体束征;尿崩症,嗜睡,肥胖,全身发育停顿,男性可见性早熟。

(4)颅后窝肿瘤的临床症状

①小脑半球症状主要表现为患侧肢体共济失调,还可出现患侧肌张力减弱或无张力,膝腱反射迟钝,眼球水平震颤,有时也可出现垂直或旋转性震颤。

②小脑蚓部症状主要表现为躯干性和下肢远端的共济失调,行走时两足分离过远,步态蹒跚,或左右摇晃如醉汉。

③脑干症状特征的临床表现为出现交叉性麻痹,如中脑病变表现为病变侧动眼神经麻痹,桥脑病变表现为病变侧眼球外展及面肌麻痹,同侧面部感觉障碍以及听觉障碍,延髓病变可出现同侧舌肌麻痹、咽喉麻痹、舌后1/3味觉消失等。

④小脑桥脑角症状常表现为耳鸣,听力下降,眩晕,颜面麻木,面肌抽搐,面肌麻痹以及声音嘶哑,食水呛咳,病侧共济失调及水平震眼。

【治疗】

1. 手术治疗

性质较良性、包膜较完整和较易于剥离的以及病程较短的脑肿瘤,手术治愈的希望较大。但对恶性程度高的或其他转移癌可行姑息性手术,如肿瘤部分切除、减压术、脑室脑池造瘘术以及脑室静脉分流术。

2. 放射治疗

目前多采用放疗性手术又称为立体照射,采用全方位的旋转放疗技术,使肿瘤

(2) AVC 方案:ADM 45 mg/m^2,静脉注射,第 1 d;Vm 60 mg/m^2,静脉注射,第 2、3 d,连续 5h 点滴;CCNU 60 mg/m^2,口服,第 4~5 d,每 35 d 重复,用于脑恶性胶质瘤。

4. 靶向治疗

针对肿瘤细胞内传导通路上的特异分子的靶向治疗是近年的治疗热点,包括:①靶向血小板衍生的生长因子/受体;②靶向表皮生长因子受体;③靶向法酰基转移酶酪氨酸激酶受体;④靶向血管内皮生长因子/受体 5 靶向基质金属蛋白酶等,

部分药品已经进入临床,显示出良好的肿瘤抑制作用。

5. 生物免疫治疗

DC-CIK 生物免疫疗法是以回输 DC 细胞、CIK 细胞为主的免疫治疗,通过专门的血液分离机采集患者自身体内抗癌细胞送至 GMP 洁净实验室进行体外培养,增强病人免疫细胞数量和功能。获取成熟的、具有识别肿瘤能力的 DC 细胞和数量增殖、更具活性与杀伤力的 CIK 细胞后,将两种细胞以输液的方式回输至患者体内,对肿瘤细胞回输至患者体内,对肿瘤细胞进行杀伤。

第六章　精神科疾病

第一节　精神科急症

一、镇静安眠药中毒

【概述】临床上以苯二氮䓬类最常见,死亡率较高。

【临床表现】

1. 意识障碍

程度不一,从嗜睡到昏迷。

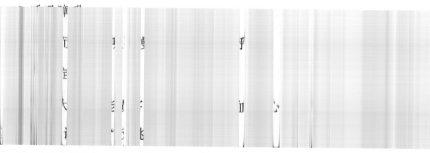

【诊断】根据明确的服药史、临床表现一般可做出诊断。

【治疗】

1. 一般处理

催吐、洗胃、吸附、导泻。

2. 使用中枢兴奋剂

贝美格 50~100 mg 加 10%葡萄糖 500 mL 中静脉推注,或 50 mg 静脉推注,每 5~10 min 一次;洛贝林 9~15 mg 加 250~500 mL 葡萄糖中持续静脉滴注;利他林

40~100 mg 肌内注射或 10 mg 加葡萄糖注射液 20 mL 静脉滴注。

3.透析治疗,对症和支持治疗

二、恶性综合征

【概述】这是一种少见的抗精神病药不良反应。多见于大剂量用药且增量过快时,死亡率约 20%~30%。

【临床表现】①高热。②严重的锥体外系反应:肌肉强直、运动不能、木僵、缄默、构音或吞咽困难。③自主神经功能紊乱:多汗、流涎、心动过速、血压不稳。④意识障碍。⑤其他:急性肾衰、循环衰竭。

【治疗】①停抗精神病药物。②支持疗法:补液、降温、预防感染。③多巴胺受体激动剂如金刚烷胺、左旋多巴或溴隐亭有治疗成功的报道,溴隐亭 7.5~20 mg/d 分次服用,或肌内注射 5~60 mg/d。

三、精神药物急性中毒处理的一般原则

1.清除服用的药物

①洗胃:即使服药时间较长,超过 6h,甚至超过 24h 以上者,仍以洗胃为安全。1:5000 的高锰酸钾溶液 5000~10000 mL 或清水反复清洗。②催吐:服药时间短、意识清晰、合作的病人可用。③活性炭。④利尿。

2.保持电解质和酸碱平衡

3.预防并发症

防止缺氧、呼吸衰竭及休克、心律失常,改善肝功能。升压药只能用去甲肾上腺素、间羟胺、多巴胺,不能用肾上腺素、麻黄碱。三环类和吩噻嗪类中毒时不能用阿托品。

4.适当应用中枢兴奋剂

第二节　癫痫性精神障碍

【定义】癫痫是一种慢性、发作性神经系统疾病。临床具有突发性、短暂性和反复性的特点,是神经科的常见病、多发病。

【临床表现】

1. 发作前后精神障碍

发作前表现为先兆或前驱症状。有情感和认知改变,如极度抑郁、激惹、激越、思维紊乱、言语不连贯等。发作后出现朦胧状态。

2. 发作时精神障碍

(1)知觉障碍　视觉、听觉、嗅觉、味觉都可以出现异常感觉。

(2)记忆障碍　以似曾相识症和旧事如新症较常见。

(3)思维障碍　如思维中断、强制性思维、强制性回忆等。

(4)情感障碍　多为恐惧感、幸福感,也有焦虑、抑郁、愤怒和毁灭感。

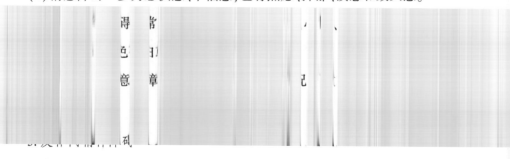

精神症状可发生于各次癫痫发作之间。主要有癫痫性精神病、智能障碍、性功能障碍和人格改变。

(1)精神分裂症样精神病　以慢性幻觉妄想状态多见,约半数有幻听。

(2)人格障碍　人格改变—情感反应最明显,带有"双极性",思维黏滞,有病理性赘述。

(3)智能障碍　发病年龄越早,全身强直-阵挛性发作越频繁,越容易出现智力衰退。表现慢性脑病综合征,近记忆力减退,再累及远记忆力。

【诊断与鉴别诊断】

1. 诊断

在明确的癫痫诊断的基础上,精神障碍的诊断符合脑器质性精神障碍的诊断标准,才能诊断癫痫所致精神障碍。

2. 鉴别诊断

需要与癫痫发作进行鉴别诊断的症状很多。包括昏厥、过度换气、低血糖、一过性脑缺血、癔症抽搐发作、猝倒症、发作性睡病。这些鉴别都需要详细的病史。

【治疗】①对各种癫痫发作进行控制。②发作间歇期精神障碍的治疗:可用抗癫痫药物稳定情绪,如卡马西平、丙戊酸钠、拉莫三嗪等;同时可用抗精神病药物如氟哌啶醇、利培酮等治疗幻觉妄想。但要注意这些药物本身的诱发癫痫的作用。

第三节　酒精依赖和酒精中毒

【定义】酒是一种麻醉剂,一次大量饮用可引起急性酒精中毒,病人长期反复大量饮酒,躯体和精神两方面都发生病理改变,社会功能受损。长期反复饮酒也可导致精神依赖和躯体依赖。

【临床表现】

1. 酒精依赖综合征

①有长期或反复饮酒的历史。②对饮酒有强烈的渴求。③为了饮酒而放弃其他娱乐活动或爱好;明知饮酒有害,却继续饮用,或想控制自己不饮或少饮,但是做不到或反复失败;不择手段以求得到酒;饮酒时体验到快感,而不饮时则感到痛苦难忍;耐受量增大;停饮后可出现戒断综合征。

2. 戒断综合征

戒断综合征是在反复地,长时间和大量饮酒后绝对或相对戒酒时出现的一组表现程度不一的症状。停用或减少饮酒后几小时或几天出现下列 2 项以上的症状:①自主神经系统功能亢进(例如,出汗或心率超过 100 次/分)。②手部震颤。

③失眠。④恶心或呕吐。⑤一过性的视幻觉、触幻觉或听幻觉，或错觉。⑥精神运动性激惹。⑦焦虑。⑧癫痫大发作。

3. 震颤谵妄

酒依赖患者在减酒或断酒 1~4 d 后出现的意识模糊、认知损害和幻觉的状态，如不经治疗，病死率可高达 35%。

4. 酒精中毒性精神障碍

酒精中毒性精神障碍可分为急性中毒和慢性中毒两大类。

(1)急性酒精中毒性精神障碍分为普通醉酒、复杂性醉酒和病理性醉酒。

①普通醉酒　是指一次大量饮酒后，多数人可产生的对酒精的正常生理反应，并具有共同的临床特征的醉酒状态。临床过程通常分为兴奋期、麻痹期和睡眠期。

②复杂性醉酒　也是在大量饮酒过程中迅速产生非常强并急速加深的意识浑浊。在不愉快的基本情绪的背景上，急速出现强烈的精神运动性兴奋、意识障碍更深、持续时间更长，行为与动因往往极不相称是其临床特点之一。兴奋后进入睡眠期。复杂性醉酒多在脑病基础上产生。

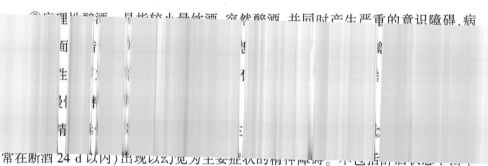

常在断酒 24 d 以内)出现以幻觉为主要症状的精神障碍。不包括前述状态不同意识状态的改变所产生的错觉、幻觉。更多是幻听，可持续数日、数周、数月。

②柯萨可夫精神病　以严重近记忆力障碍、遗忘、错构及虚构、定向力障碍为基本症状，但知觉、思维无明显障碍。不同的病人可有轻重不等的多发性神经炎、肌萎缩或肌肉麻痹、腱反射减弱。多呈慢性病程，往往经久不愈。

③酒精中毒性痴呆　是由于长期大量酗酒，出现脑器质性改变的结果。也可由于慢性酒精中毒反复发生震颤谵妄、痉挛发作导致人格改变、智力低下、记忆力障碍呈痴呆状态。

【诊断与鉴别诊断】首先有饮用酒精或既往有持续的饮酒史。

1. 酒精依赖和戒断综合征的诊断

应具备下列症状三项以上,且病期已超过 12 个月者:①对酒具有强烈的渴求;②主观上控制饮酒及控制饮酒量的能力存在缺损;③使用酒的意图是解除戒酒产生的症状;④出现过生理戒断症状;⑤出现过耐受状态,只有增大饮酒量才可达到先前少量饮酒所产生的效应;⑥个人饮酒方式的控制能力下降,不受社会约束的饮用;⑦不顾饮酒引起的严重躯体疾病,对社会职业的严重影响及所引起的心理上的抑郁,仍继续使用;⑧常出现酗酒问题;饮酒逐渐导致对其他方面的兴趣与爱好的减少;⑨中断饮酒产生戒断症状后,又重新饮酒,使酒依赖的特点反复出现。并且饮酒行为重于没有产生依赖特征的个体。

2. 急性酒精中毒

(1)正在饮酒或刚饮酒后,出现临床上明显的适应不良行为或心理改变。

(2)正在饮酒或刚饮酒后出现下列症状之一者:言语含糊不清;协调不良;步态不稳;眼球震颤;言语兴奋;注意力或记忆缺损;木僵或昏迷。

【鉴别诊断】

(1)醉酒应与躁郁症或其他原因中毒所引起的急性类躁狂状态,与颅脑外伤、低血糖、原发性癫痫等引起的意识障碍相鉴别,应着重追问饮酒与症状的关系。

(2)慢性酒精中毒性精神障碍鉴别诊断

①震颤谵妄应与其他各种症状性谵妄,如感染中毒所引起的谵妄状态鉴别。

②酒精中毒性幻觉症应与精神分裂症相区别,前者往往发生于酒依赖患者减酒或停酒不久,病程短暂,预后良好,对极少见的单纯慢性幻觉为主者应追踪观察,根据病程进展变化进行鉴别诊断。

③酒精性痉挛发作与原发性癫痫、外伤性癫痫进行鉴别。

(3)酒精性嫉妒妄想与精神分裂症、偏执性精神病鉴别。

(4)柯萨可夫精神病与重症感染中毒、代谢障碍、头部外伤,脑血管疾病等引起的脑器质性疾患类似的综合征相鉴别

(5)酒精中毒性痴呆和人格障碍与其他原因引起的脑器质性痴呆和人格改变

鉴别。

【治疗】

1. 治疗原则

对急性酒精中毒一般不需进行特殊处理,严重兴奋的患者可考虑住进公安系统设立的醒酒室,或送进医院急诊室适当控制兴奋,并对合并的躯体症状进行对症处理,一般应在住院条件下戒酒和治疗。

2. 常用的处理方法

(1)戒断综合征的处理　戒断症状一般发生在酒量减少或断酒后 6~8 h,持续一周左右。应用苯二氮䓬类如地西泮、氯硝西泮等;纠正电解质紊乱;补充维生素和叶酸;震颤谵妄的处理,可给予高剂量的苯二氮䓬类药物。

(2)脱瘾维持期治疗　①心理治疗:认知行为疗法、家庭治疗、厌恶疗法等。②药物治疗:戒酒硫在最后一次饮酒后的 24 h 开始应用。最初剂量为 0.25 g 或 0.5 g,1 次/日,可连用 1~3 周。或纳曲酮 50 mg/d。

【临床表现】

1. 精神症状

(1)急性中毒　临床上出现明显的适应不良行为或心理改变,严重时意识障碍如昏睡或昏迷,针尖样瞳孔是其特征,但严重超量而缺氧者可使瞳孔扩大。

(2)慢性中毒　病人不断加大剂量,可引起持久性的精神和躯体的功能障碍。病人情绪低落和高涨交替出现,易激惹。记忆力下降,注意力不集中创造力和主动性减低。人格改变极为严重,自私,好诡辩,对家庭及社会丧失责任感。

2. 躯体及神经系统的症状及体征

一般状况极差,食欲丧失、多汗,常伴有便秘、体重下降、皮肤干燥、唾液分泌减少、性欲减低;血管运动障碍可表现脸红、头晕、脸肿、体温升高、心动过速、血压偏低;神经系统症状及体征:可见震颤,动作和步态不稳,言语困难。眼肌麻痹,瞳孔缩小,大小不对称,对光反应减弱。

3. 戒断综合征

阿片类的戒断症状,在停药4~6 h 即可出现,病人坐卧不安,情绪抑郁恐惧,易疲乏,打哈欠、流涕,身体不同部位疼痛,几乎不能入睡。不自主动作,四肢抽搐,震颤。常有腹泻、胃痛、流涎,一般无明显的思维障碍及幻觉。

【诊断】

1. 阿片类物质滥用

①病理性的用药模式,几乎每天用药,还可能发生用药过量。②因滥用药物之故,工作、学习、交往及日常生活已受到不良影响。③时间已超过一个月。

2. 阿片类依赖

①已经符合阿片类物质滥用的根据。②对药物产生耐受性。③每日用药至少2~3 次,否则出现戒断症状。

3. 阿片类物质戒断

①长时间(数周以上)大量使用阿片类物质。②停药或减量时出现以下症状中至少4种:流泪;流鼻涕;瞳孔扩大;体毛竖立;出汗;腹泻;血压轻度上升;心搏加快;呵欠;发热;失眠;肌肉酸痛;恶心或呕吐;心境恶劣。③以上症状不是由于别的躯体疾病或精神疾病引起。

【治疗】

1. 药物治疗

替代疗法和非替代疗法。替代疗法可用美沙酮,开始剂量为10~20 mg 递减,或用丁丙诺啡递减法。非替代性治疗用可乐定或中药治疗。

2. 纳曲酮防复吸治疗

维持剂量 50 mg/d。

3. 社会心理干预

认知行为治疗，行为治疗，群体治疗及家庭治疗。也可以建立自助组织。

第五节　精神分裂症

【定义】精神分裂症是一种常见的、病因尚未完全阐明的精神病。多起病于青壮年，常有特殊的思维、知觉、情感和行为等多方面的障碍和精神活动与环境的不协调。一般无意识障碍及智能障碍，病程迁延。

【临床表现】

1. 思维形式障碍

思维松弛，破裂性思维，病理性象征性思维，语词新作等。

2. 情感障碍

幻觉和感知综合障碍（主要是言语性、评论性或命令性幻听）、关系妄想、被害妄想、物理影响妄想、紧张综合征等。

【鉴别诊断】

1. 强迫症

精神分裂症可以伴有一些强迫症状，但内容离奇荒谬不可理解，患者自知力不全，痛苦体验不深，"反强迫"意愿不强，甚至对强迫症状无动于衷，不能清楚地意识到这种强迫思维是来源于自身还是外界。这些与强迫性神经症完全不同。

2. 抑郁症

精神分裂症的认知功能受损及阴性症状与抑郁症有本质的区别。

3. 躁狂发作

见情感障碍一章。

4. 偏执性精神障碍

本病以系统的妄想为主要临床症状,妄想的形成以一定现实为基础,是在对事实片面评价的基础上发展起来的,无幻觉,多具有主观、固执、敏感、多疑的性格缺陷。

【治疗】

1. 抗精神病药物治疗

(1)传统抗精神病药物　氯丙嗪 300～400 mg/d,或奋乃静 40～60 mg/d,或氟哌啶醇 12～20 mg/d,或氯氮平 300～400 mg/d,或舒必利 600～800 mg/d。

(2)新型抗精神病药物　利培酮 3～6 mg/d,或奥氮平 5～20 mg/d,或阿立哌唑 15～30 mg/d,或齐拉西酮 80～160 mg/d。

2. 心理治疗和心理社会康复。

第六节　神经症

一、恐惧症

【定义】以恐惧症状为主要临床相的神经症。患者对外界某些处境、物体或与人交往时,产生异乎寻常的恐惧和紧张,导致心慌、出汗、血压变化、无力甚至昏厥等。患者明知客体对自己并无真正的威胁,明知自己的恐惧反应不合理,但在相同场合下仍反复出现恐惧情绪和回避行为,难以控制,以致影响正常活动。

【临床表现】

1. 场所恐惧症

也称广场恐惧症,患者不敢进入空旷的场所、广场或人群集聚的地方,担心忍受不了哪种场合下将要产生的极度焦虑,因而回避这些地方。

2. 社交恐惧症

社交时害羞,感到局促不安、尴尬、笨拙,怕别人耻笑。有赤面恐惧、对视恐惧等。

3. 单一恐惧症

患者对某一物体、动物有不合理的恐惧。

【诊断与鉴别诊断】

1. 诊断

符合神经症的共同特征,除有以上表现之外,对恐惧情景和事物的回避必须是或曾经是突出的症状。

2. 鉴别诊断

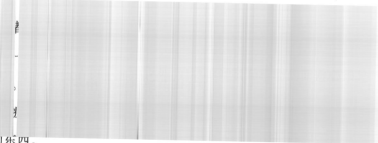

是患者身体以外的东西。

【治疗】

(1)行为治疗。

(2)药物治疗　三环类及 SSRI 类抗抑郁药均有效。

二、焦虑症

【定义】一组以焦虑情绪为主要临床表现的神经症,包括急性焦虑(惊恐发作)和慢性焦虑两种临床相。焦虑并非实际威胁所致,其紧张程度与现实不相称。

【临床表现】

1. 急性焦虑

是一种突如其来的惊恐体验。心脏、呼吸、神经系统均可出现自主神经功能失调。起病与终止迅速。

2. 慢性焦虑

又称广泛性焦虑,长期感到紧张不安,惶惶不可终日。伴有自主神经功能失调或运动性不安。

【诊断与鉴别诊断】

1. 诊断

(1)惊恐发作　一个月内至少发作 3 次,或首次发作后害怕再次发作的焦虑持续 1 个月。

(2)广泛性焦虑　经常或持续的无明确对象或无固定内容的恐惧,或提心吊胆,或精神紧张;伴自主神经症状或运动性不安。

2. 鉴别诊断

(1)与躯体疾病伴发的焦虑症状鉴别　可见于急性心肌梗死、冠心病、阵发性心动过速、高血压、甲亢、嗜铬细胞瘤等,要熟悉原发病的症状和体征,以资鉴别。

(2)与精神疾病伴发的焦虑症状的鉴别　焦虑可见于任何精神疾病,除了焦虑症状之外如果还伴有其他的精神病性症状,不诊断为焦虑症。

【治疗】

(1)心理治疗。

(2)药物治疗苯二氮䓬类如地西泮 7.5～15 mg/d,分 2～3 次。丁螺环酮 30 mg/d,分 3 次服用。一些抗抑郁药也有抗焦虑作用,如三环类、SSRI 类抗抑郁药。

三、强迫症

【定义】以强迫观念、强迫冲动或强迫行为等症状为主要表现一种神经症。患者明知这些症状不合理、不必要,但无法摆脱,而感到焦虑和痛苦。

【临床表现】

(1) 强迫观念　强迫怀疑、强迫回忆、强迫性穷思竭虑。

(2) 强迫情绪。

(3) 强迫意向　患者感到有一种冲动要去做某个自己不愿意做的事情。

(4) 强迫行为　强迫检查、强迫洗涤、强迫计数、强迫性仪式动作。

【诊断与鉴别诊断】

1. 诊断

强迫症是一种神经症,至少要有一种症状表现,如强迫观念、强迫情绪、强迫意向、强迫动作等,患者清楚强迫症状源于自己内心、没有意义并感到痛苦,抵抗无效。

2. 鉴别诊断

精神分裂症患者也可出现强迫症状,鉴别诊断见精神分裂症。

【治疗】

1. 心理治疗

四、癔症

【定义】由精神因素,如生活事件、内心冲突、暗示或自我暗示,作用于易病个体引起的精神障碍。表现有分离症状和转换症状两种。

【临床表现】癔症的临床表现极其多样化,有学者认为癔症可以模仿任何一种疾病,一般归纳为以下几种形式。

1. 癔症性精神障碍

表现为癔症性蒙眬状态、情绪爆发、癔症性遗忘、癔症性漫游、癔症性身份障碍、癔症性假性痴呆。

2.癔症性躯体障碍

（1）运动障碍　痉挛发作、局部肌肉抽动或阵挛、肢体瘫痪、行走不能、缄默症、失音症。

（2）感觉障碍　感觉过敏、感觉缺失、感觉异常、视觉障碍、听觉障碍。

3.癔症的特殊表现形式

（1）赔偿性神经症　在交通事故、工伤、各种纠纷中，受害者往往显示、保留、夸大症状，症状往往持续很久。

（2）癔症性精神病　可出现片段的幻觉和妄想，自知力不全，起病急、缓解快。

【诊断与鉴别诊断】

1.诊断

有心理社会因素作为诱因，有下列表现之　者：癔症性遗忘、癔症性漫游、癔症性双重或多重人格、癔症性精神病、癔症性运动和感觉障碍、其他癔症形式，并排除器质性病变和其他精神病。

2.鉴别诊断

见表6-1。

表6-1　癔症性痉挛发作与癫痫大发作的鉴别诊断

鉴别项目	癔症性痉挛发作	癫痫大发作
发作诱因	在精神刺激之后	常无明显诱因
先兆	可以有，但内容形式多变化	内容形式固定
发作形式	翻滚、四肢乱舞、表情痛苦	症状刻板、强直期、阵挛期次序分明
呼吸	保持呼吸	呼吸停止
拇指发作	握拳时常在其余四指之外	常在其余四指之内
言语	可以讲话	绝无

续　表

鉴别项目	癔症性痉挛发作	癫痫大发作
意识	多清楚,可有蒙眬	丧失
大便失禁	无	可有
小便失禁	偶有	常有
眼球运动	躲避检查者	固定朝向
眼睑板开时	阻抗大	松弛
咬伤	较少咬伤自己,可咬伤他人	可咬伤自己的舌、唇
摔伤	较少、较轻	较重、多伤在头面部
持续时间	数分钟到数小时	不超过数分钟(除外持续状态)
发作地点	多在人群中、安全地带	不择
睡眠中发作	无	常见
脑电图	正常	可见棘波或阵发性 θ 或 δ 波

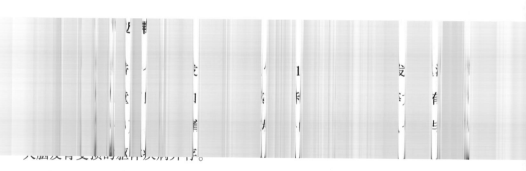

大脑发育支援的组件来决定开展。

表 6-2　精神发育迟滞分级

分级	智商水平	相当智力	适应能力缺陷	从特殊教育中受益水平
轻度	50~70	9~12 岁	轻度	通过特殊教育可获得实际技巧及实用的阅读和计算能力,并能在指导下适应社会

续　表

分级	智商水平	相当智力	适应能力缺陷	从特殊教育中受益水平
中度	35~49	6~9 岁	中度	可学会简单的人际交往,基本卫生习惯和简单手工技巧,但阅读和计算方面不能取得进步
重度	20~34	3~6 岁	重度	可从系统的训练中受益
极重度	<20	3 岁	极重度	对于进食、大小便训练有反应

表 6-3　精神发育迟滞各级诊断标准参考

	重度	中度	轻度
语言思维理解力	无语言或发音不清或仅有片言只语,生活用语也不能理解,有时吐字不清	可有语言,但词汇贫乏,仅能表达有限的意愿和要求,能理解日常简单用语	语言发育较好,但理解能力仍差,仅能反映事物的表面现象
计算力	不识数	略识数	运算困难,难以达到小学毕业程度
情感及动作	原始情感或愚蠢表情,不能行走、站立,或能行走而步态不稳,不能灵巧动作,生活不能自理	能辨别亲疏,部分有羞怯感,情绪不稳,兴趣少,精细动作困难,字迹不整	情感较丰富,有一定兴趣,但主动性、积极性仍差
社会适应能力	对陌生环境表现恐惧、不安或无反应,无劳动能力	主动活动少,大部分可在指导下做简单劳动,长期训练后生活可部分自理	大部分能在他人照顾下从事较简单劳动,遇不良刺激易产生反应状态

第七节　情感障碍

【定义】情感障碍,又称心境障碍,是以情感或心境异常改变为主要临床特征的一组精神障碍,伴有与异常心境相应的认知、行为、心理生理学以及人际关系方面的改变或紊乱。常表现为一组症状和体征持续几周或几个月,导致患者生活和社会功能改变,容易呈周期性或循环性方式复发。临床上表现为抑郁和躁狂。

【临床表现】

1. 抑郁发作

(1)核心症状　心境或情绪低落,兴趣缺乏以及乐趣丧失。诊断抑郁状态时应至少包括此二种症状中的一种。

(2)心理症状群　焦虑、自责自罪、精神病性症状、认知症状、自杀行为和观念、精神运动性迟滞或激越、自知力不全或丧失。

(3)躯体症状群　睡眠紊乱、食欲紊乱、性功能减退、精力丧失、晨重夜轻及非

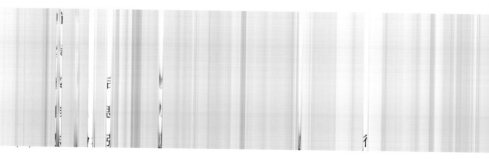

统一。

(4)伴随症状　睡眠需要减少,终日忙忙碌碌不知疲倦。

【诊断】

1. 发作

(1)抑郁发作的一般标准　发作持续至少2周;既往没有躁狂或轻躁狂发作;排除精神活性物质或器质性精神障碍所致。

(2)抑郁发作的核心症状　抑郁心境持续至少2周;丧失兴趣和愉快感;精力

不足或过度疲劳。

（3）抑郁发作的附加症状 无自信或自卑；自责、自罪；自杀行为和观念；思维和注意力下降；精神运动表现为激越或迟滞。睡眠障碍；食欲改变。

2. 躁狂发作

（1）轻躁狂 情感增高或易激惹至少持续4d；必须具备以下至少3条：①活动增多或坐卧不安、语量增多、注意力集中困难或随境转移、睡眠需要减少、性功能增强、轻度挥霍、社交性增高或过分亲昵；②不符合躁狂发作和双相情感障碍、抑郁发作、环形心境的标准；③不是由于精神活性物质使用所致。

（2）躁狂发作，不伴精神病性症状 情感明显高涨、兴高采烈、易激惹至少一周；至少具有以下三项：①活动增多或坐立不安、言语增多、观念飘忽或思维奔逸、正常的社会约束力丧失、睡眠需要减少、自我；②评价过高或夸大、随境转移、行为鲁莽不计后果、性欲亢进；③无幻觉和妄想，排除酒、药依赖或器质性精神障碍。

（3）躁狂发作，伴精神病性症状 在（2）的基础上存在幻觉和妄想，常见的情况为带有夸大、自我援引、色情、被害内容的妄想。

【鉴别诊断】

1. 躁狂发作的鉴别诊断

（1）精神分裂症 所出现的精神运动性兴奋是不协调的，情感不是高涨而是傻乐，不能使周围人产生共鸣。动作单调刻板，言语交谈、接触比较困难，行为愚蠢、幼稚、杂乱无章和冲动性。

（2）躯体疾病 躯体疾病所致的躁狂发作表现为情绪不稳、焦虑紧张甚至是欣快，发生与原发病密切相关。

2. 抑郁发作的鉴别诊断

（1）躯体疾病 要注意区别躯体疾病与抑郁发作之间的关系，是伴发还是诱因，还是没有关系，应具体分析其情况。

（2）神经系统疾病 如帕金森病、痴呆性疾病、癫痫、脑血管病或肿瘤。往往伴发抑郁情绪。

(3)痴呆　痴呆的抑郁表现不具有晨重夜轻的特点,在回答问题时,抑郁症患者多不愿意回答问题,而痴呆患者则会尽可能地编造。

(4)其他精神障碍　不少精神障碍如精神分裂症、神经衰弱、广泛性焦虑等均可伴有抑郁情绪,要注意抑郁情绪与其他症状之间的关系。

【治疗】

1. 抑郁症的治疗

(1)抗抑郁药治疗(表6-4)

表6-4　抗抑郁药物

通用名	常用剂量(mg)	常见不良反应
NRIs		
地昔帕明	75~300	困倦、失眠、直立性低血压、激越、心律失常、抗胆碱能反应
普罗替林	20~60	困倦、失眠、直立性低血压、激越、心律失常、体重增加、抗胆
西酞普兰	20~60	所有选择性 5-HT 再摄取抑制剂都可引起失眠、激越、镇静、胃肠道不适和性功能障碍
艾司西酞普兰	10~20	
氟西汀	10~40	
氟伏沙明	100~300	
帕罗西汀	20~50	

续　表

通用名	常用剂量（mg）	常见不良反应
舍曲林	50~150	
SNRIs		
阿米替林	75~300	困倦、直立性低血压、心律失常、体重增加、抗胆碱能反应
多塞平	75~300	困倦、直立性低血压、心律失常、体重增加、抗胆碱能反应
曲米帕明	75~300	困倦、失眠、激越、直立性低血压、心律失常、胃肠道不适、体重增加、抗胆碱能反应
文拉法辛	75~300	困倦、直立性低血压、心律失常、体重增加、抗胆碱能反应
度洛西汀	60	困倦、胃肠道不适
NaSSA		
米氮平	15~30	镇静、体重增加
其他		
安非他酮	200~400	失眠、激越、胃肠道不适
氯米帕明	75~300	困倦、体重增加
曲唑酮	75~300	困倦、直立性低血压、心律失常、体重增加、胃肠道不适

注:NRIs:去甲肾上腺素再摄取抑制剂;SSRIs:选择性 5-HT 再摄取抑制剂;SNRIs:选择性 5-HT 和去甲肾上腺素再摄取抑制剂;NaSSA:去甲肾上腺素和选择性 5-HT 再摄取抑制剂

（2）电抽搐治疗　对于难治性抑郁它仍是最佳选择之一,起效快。

（3）预防复发　WTO 专家组的建议是:在首次抑郁发作治愈后应预防用药至少 6 个月,在第二次发作痊愈后应预防用药 2~3 年,而出现第三次发作时,应终身服药预防复发。

2. 双相情感障碍的治疗

（1）躁狂状态的药物治疗锂盐为首选时,要定期检测血锂浓度,≥1.2 mEq/L 时要关注锂中毒。丙戊酸钠可以采用 20~30 mg/kg 的负荷剂量治疗。卡马西平、抗精神病药物和镇静催眠药物也可使用。

(2)双相抑郁的药物治疗双相抑郁使用抗抑郁药时必须合用心境稳定剂以减少转躁。如拉莫三嗪 50~200 mg/d。

(3)维持治疗双相障碍具有反复发作性,因此在躁狂或抑郁发作后应采取维持治疗。锂盐维持治疗时,有效血锂浓度应在 0.8~1.0 mEq/L,低于 0.6 mEq/L 效果不好。

(4)心理治疗人际交往心理治疗、认知行为治疗、婚姻治疗、家庭治疗等。

第七章　血液内科疾病

第一节　溶血性贫血

【定义】溶血性贫血是红细胞遭到破坏,寿命缩短的过程。当溶血超过骨髓的代偿能力,引起的贫血即为溶血性贫血。

【临床表现】

1. 急性溶血性贫血

短期内在血管内大量溶血。起病急骤,临床表现为严重的腰背及四肢酸痛,伴头痛、呕吐、寒战,随后高热、面色苍白和血红蛋白尿、黄疸。严重者出现周围循环衰竭和急性肾衰竭。

2. 慢性溶血性贫血

临床表现有贫血、黄疸、脾大。长期高胆红素血症可并发胆石症和肝功能损害。慢性重度溶血性贫血时,长骨部分的黄髓可以变成红髓。儿童时期骨髓都是红髓,严重溶血时骨髓腔可以扩大,X线片示骨皮质变薄,骨骼变形。髓外造血可致肝、脾大。

【鉴别诊断】见表7-1。

表 7-1　血管内溶血与血管外溶血的鉴别诊断

鉴别项目	血管内溶血	血管外溶血
病因	红细胞在血液中遭到破坏,释放游离的血红蛋白引起症状	单核-吞噬系统吞噬裂解红细胞后,释放的血红蛋白可分解为珠蛋白和血红素
血红蛋白尿	有	无
血红蛋白血症	有	无
含铁血黄素尿	有	无
游离胆红素	不高	增高
黄疸	轻	重
常见原因	血型不合输血、输注低渗溶液、阵发性睡眠性血红蛋白尿症	遗传性球形细胞增多症、温抗体自身免疫性贫血
起病	急	缓慢
病程	多发生急性溶血	多发生慢性溶血

1. 病因治疗

①冷型抗体自体免疫性溶血性贫血应注意防寒保暖;②蚕豆病患者应避免食用蚕豆和具氧化性质的药物,药物引起的溶血,应立即停药;③感染引起的溶血,应予积极抗感染治疗;④继发于其他疾病者,要积极治疗原发病。

2. 糖皮质激素和其他免疫抑制剂

如自体免疫溶血性贫血、新生儿同种免疫溶血病、阵发性睡眠性血红蛋白尿等,波尼松 1 mg/(kg·d),每日清晨顿服,或氢化可的松 200~300 mg/d,静脉滴注,如自体免疫溶血性贫血可用环磷酰胺、硫唑嘌呤或达那唑等。

3. 脾切除术

脾切除适应证:①遗传性球形红细胞增多症脾切除有良好疗效;②自体免疫溶血性贫血应用糖皮质激素治疗无效时,可考虑脾切除术;③地中海贫血伴脾功能亢进者可作脾切除术;④其他溶血性贫血,如丙酮酸激酶缺乏,不稳定血红蛋白病等。

4. 输血

贫血明显时,输血是主要疗法之一。

5. 其他

并发叶酸缺乏者,口服叶酸制剂,若长期血红蛋白尿而缺铁表现者应补铁。但对阵发性睡眠性血红蛋白尿(PNH)病人补充铁剂时应谨慎,因铁剂可诱使 PNH 病人发生急性溶血。

第二节　再生障碍性贫血

【定义】再生障碍性贫血(AA,简称再障)是一组由多种病因所致的骨髓功能障碍,以全血细胞减少为主要表现的综合征。根据起病和病程急缓分为急性和慢性再生障碍性贫血。

【临床表现】

1. 重型再生障碍性贫血(SAA)

(1)贫血　苍白、乏力、头昏、心悸和气短等症状进行性加重。

(2)感染　多数患者有发热,体温在 39 ℃以上,个别患者自发病到死亡均处于难以控制的高热之中。以呼吸道感染最常见,其次有消化道、泌尿生殖道及皮肤、黏膜感染等,常合并败血症。

(3)出血　皮肤可有出血点或大片瘀斑,口腔黏膜有血泡,有鼻出血、牙龈出血、眼结膜出血等。深部脏器出血时可见呕血、咯血、便血、血尿、阴道出血、眼底出血和颅内出血。

2. 非重型再生障碍性贫血(NSAA)

起病和进展较缓慢,贫血、感染和出血的程度较重型轻,也较易控制。久治无效者可发生颅内出血。

【鉴别诊断】(表 7-2)

表 7-2　缺铁性贫血与再生障碍性贫血的鉴别诊断

鉴别项目	缺铁性贫血	再生障碍性贫血
贫血分类	小细胞低色素性贫血	正细胞正色素性贫血
红细胞 Hb	降低	降低
白细胞	正常或降低	降低
血小板	正常或降低	降低
网织红细胞	正常或轻度增高	降低
血涂片	红细胞体积缩小,中央淡染区扩大	形态正常,数目减少
		①多部位骨髓增生低下,红系、粒

【治疗】

1. 支持治疗

(1)保护措施预防感染,注意饮食及环境卫生,SAA 需要保护性隔离;避免出血,防止外伤及剧烈活动;不用对骨髓有损伤作用和抑制血小板功能的药物;必要的心理护理。

(2)对症治疗

①纠正贫血　通常认为血红蛋白低于 60g/L,且患者对贫血耐受较差时,可输

注红细胞。

②控制出血　可用酚磺乙胺、氨基己酸。女性子宫出血可肌注丙酸睾酮。输浓缩血小板对血小板减少引起的严重出血有效。当血小板输注无效时,可输HLA配型相配的血小板。肝脏疾病如有凝血因子缺乏时应予纠正。

③控制感染　及时采用经验性广谱抗生素治疗,同时取感染部位的分泌物或尿、大便、血液等做细菌培养和药敏试验,药敏试验有结果后应换用敏感的抗生素。

④护肝治疗。

2. 针对发病机制的治疗

(1)免疫抑制治疗　①抗淋巴/胸腺细胞球蛋白(ALG/ATG)。②环孢素。③其他:CD3单克隆抗体、麦考酚吗乙酯(MMF,骁悉)、环磷酰胺、甲泼尼龙等。

(2)促造血治疗　①雄激素。②造血生长因子。③造血干细胞移植对40岁以下、无感染及其他并发症、有合适供体的SAA患者,可考虑造血干细胞移植。

第三节　缺铁性贫血

【定义】缺铁性贫血(IDA)指缺铁引起的小细胞低色素性贫血及相关的缺铁异常,是血红素合成异常性贫血中的一种。

【临床表现】

1. 贫血

常见乏力、易倦、头昏、头痛、耳鸣、心悸、气促、纳差等;伴苍白、心率增快。

2. 组织缺铁

①精神行为异常,如烦躁、易怒、注意力不集中、异食癖。②体力、耐力下降。③易感染。④儿童生长发育迟缓、智力低下。⑤口腔炎、舌炎、舌乳头萎缩、口角炎、缺铁性吞咽困难、毛发干枯、脱落;皮肤干燥、皱缩;指(趾)甲缺乏光泽、脆薄易裂,重者指(趾)甲变平,甚至凹下呈勺状(匙状甲)

3. 缺铁原发病表现

如消化性溃疡、肿瘤或痔疮导致的黑便、血便或腹部不适,肠道寄生虫感染导致的腹痛或大便性状改变,妇女月经过多,肿瘤性疾病的消瘦,血管内溶血的血红蛋白尿等。

【诊断与鉴别诊断】缺铁性贫血与其他类型贫血的鉴别诊断见表7-3。

表7-3　缺铁性贫血与其他类型贫血的鉴别诊断

鉴别项目	缺铁性贫血	铁幼粒细胞性贫血	地中海贫血	慢性病性贫血	转铁蛋白缺乏症
血清铁	降低	增高	不低或增高	降低	明显降低
血清铁蛋白	降低	增高	不低或增高	增高	明显降低
转铁蛋白饱和度	降低	增高	不低或增高	降低	—
总铁结合力	增高	—	—	降低	明显降低
骨髓铁幼粒细胞	降低	增高	—	—	—

【治疗】

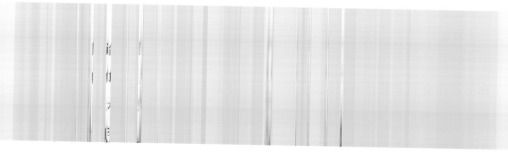

治疗等。

2. 补铁治疗

首选口服铁剂,如琥珀酸亚铁0.1g,3次/日。餐后服用胃肠道反应小且易耐受。应注意,进食谷类、乳类和茶等会抑制铁剂的吸收,鱼、肉类、维生素C可加强铁剂的吸收。口服铁剂后,先是外周血网织红细胞增多,高峰在开始服药后5~10d出现,2周后血红蛋白浓度上升,一般2个月左右恢复正常。铁剂治疗在血红蛋白恢复正常后至少持续4~6个月,待铁蛋白正常后停药。若口服铁剂不能耐受或吸收障碍,可用右旋糖酐铁肌内注射,每次 50 mg,每日或隔日 1 次,缓慢注射,注意过敏反应。注射用铁的总需量(mg):(需达到的血红蛋白浓度-患者的血红蛋白浓度)×0.33×患者体重(kg)。

第四节 骨髓增生异常综合征

【定义】骨髓增生异常综合征是一组异质性疾病,起源于造血干细胞,以病态造血,高风险向急性白血病转化为特征,表现为难治性一系或多系细胞减少的血液病。任何年龄男、女均可发病,约80%患者大于 60 岁。

【临床表现】

1. 贫血

面色苍白、乏力、活动后心悸、气短等特点;原因不明性发热,表现为反复发生的感染及发热,其中感染部位会以呼吸道、肛门周围和泌尿系最多。

2. 肢体部位出血

常见的出血部位包括呼吸道及消化道,有些患者也会有颅内出血。早期的出血症状较轻,大多是皮肤黏膜出血、牙龈出血或鼻衄;而女性患者就会有月经过多等表现;晚期患者有出血趋势加重。

3. 脾、肝肿大易感染

【鉴别诊断】见表7-4。

表7-4 骨髓增生异常综合征与再生障碍性贫血的鉴别诊断

鉴别项目	骨髓增生异常综合征	再生障碍性贫血
红细胞、血红蛋白	减少	减少
白细胞	减少	减少
血小板	减少	减少

续　表

鉴别项目	骨髓增生异常综合征	再生障碍性贫血
网织红细胞	减少偶有正常或增高	减少
贫血类型	正常细胞性或大细胞性贫血 90%，小细胞性贫血 10%	正常细胞性贫血
骨髓红系	增生活跃(中,晚幼粒为主)	增生不良
骨髓粒系	增生活跃,少数正常或减少	增生不良
骨髓巨核细胞	增生或正常	明显缺少或缺如

【治疗】

1. 支持治疗

对于严重贫血和有出血症状者可输注红细胞和血小板。粒细胞减少和缺乏者应注意防治感染。长期输血者应注意使用除铁治疗。

2. 促造血治疗

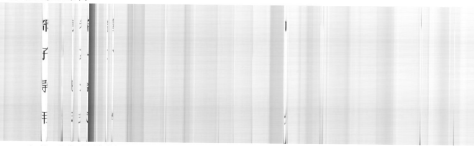

4. 生物反应调节剂

沙利度胺及其衍生物对 5q-综合征有较好疗效。

5. 去甲基化药物

MDS 抑癌基因启动子存在 DNA 高度甲基化,可以导致基因缄默,去甲基化药物 5-氮杂胞苷能够减少患者的输血量,提高生活质量,延迟向 AML 转化。

6. 联合化疗

对于脏器功能良好的 MDs 患者可考虑联合化疗,如蒽环类抗生素联合阿糖胞苷,预激化疗部分患者能获一段缓解期。

7.异基因造血干细胞移植

这是目前唯一能治愈 MDs 的疗法。

第五节 白血病

一、概述

【定义】白血病是一类造血干细胞的恶性克隆性疾病,因白血病细胞自我更新增强、增殖失控、分化障碍、凋亡受阻,而停滞在细胞发育的不同阶段。在骨髓和其他造血组织中,白血病细胞大量增生累积,使正常造血受抑制并浸润其他器官和组织。【临床表现】

1. 正常骨髓造血功能受抑制表现

(1)贫血　部分患者因病程短,可无贫血。

(2)发热　可低热,亦可高达 39 ℃~40 ℃以上,伴有畏寒、出汗等。

(3)出血　以皮肤瘀点、瘀斑、鼻出血、牙龈出血、月经过多为多见。眼底出血可致视力障碍。颅内出血时会发生头痛、呕吐、瞳孔大小不对称,甚至昏迷而死亡。

2. 白血病细胞增殖浸润的表现

(1)淋巴结和肝脾肿大　淋巴结肿大以急性淋巴细胞白血病(ALL)较多见。纵隔淋巴结肿大常见于 T 细胞 ALL。白血病患者可有轻至中度肝脾大,除慢性粒细胞白血病(CMI)急性变外,巨脾罕见。

(2)骨骼和关节　常有胸骨下段局部压痛。可出现关节、骨骼疼痛,尤以儿童多见。

(3)眼部粒细胞白血病　形成的粒细胞肉瘤或绿色瘤常累及骨膜,以眼眶部位最常见,可引起眼球突出、复视或失明。

(4)口腔和皮肤 AL,尤其是 M_4 和 M_5,由于白血病细胞浸润可使牙龈增生、肿胀;皮肤可出现蓝灰色斑丘疹,局部皮肤隆起、变硬,呈紫蓝色结节。

(5)中枢神经系统白血病(CNSI)　可发生在疾病各个时期,但常发生在治疗后缓解期,临床上轻者表现头痛、头晕,重者有呕吐、颈项强直,甚至抽搐、昏迷。

(6)睾丸　出现无痛性肿大,多为一侧性,另一侧虽无肿大,但在活检时往往也发现有白血病细胞浸润。

【鉴别诊断】见表7-5。

表7-5　急性白血病与慢性白血病的鉴别诊断

鉴别项目	急性白血病	慢性白血病
病程	起病急,发展迅速,自然病程仅数月	病程发展缓慢,自然病程为数年
停滞	白血病细胞停滞于原始细胞及早幼阶段	白血病细胞停滞于较成熟和成熟细胞阶段
亚分类	急淋、急粒	慢粒、慢淋、毛细胞白血病、幼淋巴细胞白血病

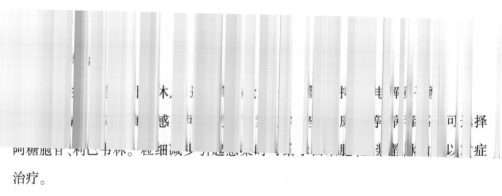

治疗。

(3)纠正贫血　显著贫血者可酌情输注红细胞或新鲜全血;自身免疫性贫血可用肾上腺皮质激素,丙酸睾酮或蛋白同化激素等。

(4)控制出血　有严重的出血时可用肾上腺皮质激素,输全血或血小板。急性白血病(尤其是早粒),易并发DIC,一经确诊要迅速用肝素治疗,当DIC合并纤维蛋白溶解时,在肝素治疗的同时,给予抗纤维蛋白溶解药(如对羧基苄胺、氨甲苯酸等)。必要时可输注新鲜血或血浆。

（5）高尿酸血症的防治　在治疗上除鼓励病人多饮水外,要给予嘌呤醇。

2.化疗

3.骨髓移植

对急性非淋巴细胞白血病(ANLL)疗效较好。

（1）同基因骨髓移植,供者为同卵孪生子。

（2）同种异基因骨髓移植,供者为患者的兄弟姐妹。

（3）自体骨髓移植,不需选择供者,易推广。

二、慢性髓细胞白血病

【定义】慢性髓细胞白血病,又称慢粒,是一种发生在多能造血干细胞上的恶性骨髓增生性疾病(获得性造血干细胞恶性克隆性疾病),主要涉及髓系。外周血粒细胞显著增多并有不成熟性,在受累的细胞系中,可找到 Ph 染色体和 bcr/abl 融合基因。病程发展缓慢,脾脏肿大。由慢性期、加速期、最终急变期。

【临床表现】患者有乏力、低热、多汗或盗汗、体重减轻等代谢亢进的症状,由于脾大而自觉左上腹坠胀感。常以脾脏肿大为最显著体征,若发生脾梗死,则脾区压痛明显,并有摩擦音。肝脏明显肿大较少见。部分患者胸骨中下段压痛。当白细胞显著增高时,可有眼底充血及出血。白细胞极度增高时,可发生"白细胞淤滞症"。

【鉴别诊断】(表 7-6)

表 7-6　慢性髓细胞、慢性中性粒细胞、慢性粒单核细胞白血病的鉴别诊断

疾病名称	鉴别内容
慢性髓细胞白血病	Ph 染色体和 bcr/abl 融合基因的检测,CML 为阳性,而相关疾病为阴性
慢性中性粒细胞白血病	骨髓中增生的细胞主要为成熟的中性分叶核细胞、外周血中性粒细胞碱性磷酸酶(ALP)染色积分常升高

疾病名称	鉴别内容
慢性粒单核细胞白血病	原 FAB 分型中属骨髓增生异常综合征(MDS)的 CMML 有明显的病态造血及原始细胞增多(RAEB),同时伴外周血单核细胞>10^9/L,不易和 CML 混淆。另一类称为增生型 CMML 则应仔细鉴别,除上述的 Ph 染色体及 bcr/abl 融合基因阴性外,外周血单核细胞>10^9/L 为主要鉴别点

【治疗】

1. 羟基脲

为细胞周期特异性抑制 DNA 合成的药物,起效快,但持续时间短。

2. 白消安(马利兰)

是一种烷化剂,作用于早期祖细胞,起效慢且后作用长,剂量不易掌握。

3. 其他药物

阿糖胞苷、高三尖杉酯碱、靛玉红、异靛甲、二溴卫茅醇、美法仑(苯丙氨酸氮芥)、巯鸟嘌呤、环磷酰胺等,可先后或联合应用。另外在诊治过程中可考虑使用。

4. 干扰素具有较好疗效。

5. 异基因造血干细胞移植。

三、慢性淋巴细胞白血病

【定义】慢性淋巴细胞白血病是一种单克隆性小淋巴细胞疾病,细胞以正常或高于正常的速率复制增殖,大量积聚在骨髓、血液、淋巴结和其他器官,最终导致正常造血功能衰竭的低度恶性疾病。

【临床表现】

(1)贫血:表现为乏力、头晕、面色苍白或活动后气促等。

(2)反复感染且不易治好,主要由于缺少正常的白细胞,尤其是中性粒细胞。

（3）出血倾向：容易出血、出血不止、牙龈出血、大便出血及月经不规则出血等，由于血小板减少引起。

（4）浅表淋巴结肿大，不明原因的消瘦及盗汗等。

【鉴别诊断】(表7-7)

表7-7　慢性淋巴细胞、幼淋巴细胞、多毛细胞、小淋巴细胞白血病的鉴别诊断

疾病名称	诊断要点
慢性淋巴细胞白血病	患者年龄是诊断 CLL 的重要参数,因为95%的 CLL 发生在50岁以后。病史中颈部和(或)左上腹无痛性肿块有提示价值,据此应即查血常规。如显示白细胞总数增高,淋巴细胞绝对数多 5×10^9/L,并持续存在,应高度疑似 CLL,在除外引起淋巴细胞增多的其他原因后可做出基本诊断
幼淋巴细胞白血病	临床表现脾脏明显肿大,幼淋巴细胞其细胞体较 CLL 细胞大,胞质呈淡蓝色,有一明显核仁。电镜下细胞表面绒毛较 CLL 细胞表面多,细胞表面免疫球蛋白表达水平高
多毛细胞白血病	大多为 B 细胞来源,T 细胞来源者极罕见,与 CLL 为两种不同疾病。临床上以脾中高度肿大伴血中出现典型的毛细胞,其含有酸性磷酸酶同工酶5,呈现耐酒石酸酸性磷酸酶染色阳性特点
小淋巴细胞淋巴瘤	小淋巴细胞淋巴瘤开始不一定浸润骨髓,骨髓淋巴细胞比例<40%,即使有骨髓浸润也以结节状浸润为主,而 CLL 多为弥漫型

【治疗】慢性淋巴细胞白血病是一种惰性的淋巴系统肿瘤,患者可以维持无症状长约数月至数年,不需要治疗。但对于某些出现症状等需要治疗。

（1）出现下面任何一项与疾病相关的症状：①半年内体重下降>10%；②明显乏力（如不能正常工作或日常生活）；③排除感染原因,体温>38 ℃,并持续超过2周；④排除感染因素,出现盗汗。

（2）出现骨髓正常造血功能的衰竭,如红细胞、血小板降低。

（3）自身免疫性贫血或血小板减少,并对激素治疗不敏感。

(4)重度脾大或进展性脾大。

(5)巨大淋巴结(如肿物最长径超过 10 cm)或进展性淋巴结增大。

(6)进展性淋巴细胞增多,且两个月内增加超过 50%;或淋巴细胞倍增时间小于 6 个月。

并非所有的 CLL 都需要治疗,因无标准的治愈性方案,治疗的目的仍然是姑息性。早期病例或病情稳定不需要抗肿瘤治疗。口服烷化剂类的标准治疗对于病例早期、病情稳定或无症状病例并不能延长生存期,相反实际上可能会缩短。有鉴于此,对于早期病例或病情稳定者的标准治疗仍是观察。治疗方案主要是单药或联合化疗,取决于病人的症状严重程度及化疗耐受程度。

第六节　过敏性紫癜

【定义】过敏性紫癜为一种常见的血管变态反应性疾病,因机体对某些致敏物质产生变态反应,导致毛细血管脆性及通透性增加,血液外渗,产生紫癜、黏膜及某些器官出血,可同时伴发血管神经性水肿、荨麻疹等其他过敏表现。

典型皮疹为棕红色斑丘疹,突出于皮表,压之不褪色,单独或互相融合,对称性分布,以四肢伸侧及臀部多见,很少侵犯躯干,可伴有痒感或疼痛,成批出现,消退后可遗有色素沉着。除紫癜外,还可并发荨麻疹、血管神经性水肿、多形性红斑或溃疡坏死等。偶尔口腔黏膜或眼结膜也可出现紫癜。

3. 关节表现

可有轻微疼痛到明显的红、肿、痛及活动障碍。病变常累及大关节,以膝、踝、肘、腕等关节多见,可呈游走性,主要是关节周围病变,可反复发作,不遗留关节畸形。

4.腹部表现

腹痛常见,多呈绞痛,以脐及右下腹痛明显,亦可遍及全腹,但一般无腹肌紧张,压痛较轻,可伴有恶心、呕吐、腹泻与黑便。因肠道不规则蠕动,可导致肠套叠,可扪及包块。

5.肾脏

肾炎是本病最常见的并发症,主要为血尿、蛋白尿、管型尿、浮肿及高血压等急性肾小球肾炎表现。

6.其他

少数病人出现紫癜后,病变累及脑膜血管,表现为头痛、呕吐、谵妄、抽搐、瘫痪和昏迷等。少数可累及呼吸系统,表现为咯血、哮喘、胸膜炎、肺炎等。

【诊断】

1.诊断要点

①发病前1~3周有低热、咽痛、全身乏力或上呼吸道感染史。②典型四肢皮肤紫癜,可伴腹痛、关节肿痛及血尿。③血小板计数、功能及凝血相关检查正常。④排除其他原因所致的血管炎及紫癜。

2.鉴别诊断

本病需与下列疾病进行鉴别(表7-8):①遗传性出血性毛细血管扩张症;②单纯性紫癜;③血小板减少性紫癜;④风湿性关节炎;⑤肾小球肾炎、系统性红斑狼疮(SLE);⑥外科急腹症等。

表7-8　过敏性紫癜的鉴别诊断

疾病名称	诊断要点
过敏性紫癜	发病前1~3周有低热、咽痛、全身乏力或上呼吸道感染史;典型四肢皮肤紫癜,可伴腹痛、关节肿痛及血尿;血小板计数、功能及凝血相关检查正常

续　表

疾病名称	诊断要点
特发性血小板减少性紫癜	根据皮肤紫癜的形态不高出皮肤,分布不对称及血小板计数减少,不难鉴别。过敏性紫癜皮疹如伴有血管神经性水肿,荨麻疹或多形性红斑更易区分
败血症	脑膜炎双球菌败血症引起的皮疹与紫癜相似,但本症中毒症状重,白细胞明显增高,刺破皮疹处涂片检菌可为阳性
风湿性关节炎	二者均可有关节肿痛及低热,于紫癜出现前较难鉴别,随着病情的发展,皮肤出现紫癜,则有助于鉴别
肠套叠	多见于婴幼儿。如患儿阵阵哭叫,腹部触及包块,腹肌紧张时应疑为本病。钡灌肠透视可予鉴别。但过敏性紫癜可同时伴有肠套叠,故应引起注意
阑尾炎	二者均可出现脐周及右下腹痛伴压痛。但过敏性紫癜腹肌不紧张,皮肤有紫癜,可予鉴别

（1）抗组胺药　盐酸异丙嗪、氯苯那敏(扑尔敏)、阿司咪唑(息斯敏)、去氯羟嗪(克敏嗪)、西咪替丁及静脉注射钙剂等。

（2）改善血管通透性　药物维生素 C、曲克芦丁、卡巴克络等。维生素 C 以大剂量(5~10 g/d)静脉注射疗效较好,持续用药 5~7 d。

3. 糖皮质激素

糖皮质激素有抑制抗原抗体反应、减轻炎症渗出、改善血管通透性等作用。一般用泼尼松 30 mg/d,顿服或分次口服。重症者可用氢化可的松 100~200 mg/d,或地塞米松 5~15 mg/d,静脉滴注,症状减轻后改口服。糖皮质激素疗程一般不超过30 d,肾型者可酌情延长。

4. 对症治疗

腹痛较重者可予阿托品或山莨菪碱(654-2)口服或皮下注射;关节痛可酌情用止痛药;呕吐严重者可用止吐药;伴发呕血、血便者,可用奥美拉唑等治疗。

5. 其他

如上述治疗效果不佳或近期内反复发作者,可酌情使用。

(1)免疫抑制剂　如硫唑嘌呤、环孢素、环磷酰胺等。

(2)抗凝疗法　适用于肾型患者,初以肝素钠 100~200 U/(kg·d)静脉滴注或低分子肝素皮下注射,4 周后改用华法林 4~15 mg/d,2 周后改用维持量 2~5 mg/d,2~3 个月。

(3)中医中药　以凉血、解毒、活血化瘀为主,适用于慢性反复发作或肾型患者。

第七节　特发性血小板减少性紫癜

【定义】特发性血小板减少性紫癜是一种自身免疫性出血性综合征,也呈自身免疫性血小板减少,使血小板免疫性破坏,外周血中血小板减少的出血性疾病。临床主要表现为皮肤、黏膜、内脏出血,分急性及慢性两种,急性多见于儿童,慢性多见于成人,以 40 岁以下女性常见。

【临床表现】

1. 急性型

(1)半数以上发生于儿童。

(2)起病方式　多数患者发病前 1~2 周有上呼吸道等感染史,特别是病毒感染史。起病急骤,部分患者可有畏寒、寒战、发热。

(3)出血　①皮肤、黏膜出血:全身皮肤瘀点、紫癜、瘀斑,严重者可有血泡及血肿形成。出血、牙龈出血、口腔黏膜及舌出血常见,损伤及注射部位可渗血不止或形成大小不等的瘀斑。②内脏出血:呕血、黑粪、咯血、尿血、阴道出血等,颅内出血(含蛛网膜下腔出血)可致剧烈头痛、意识障碍、瘫痪及抽搐。③其他:出血量过大,可出现程度不等的贫血、血压降低甚至失血性休克。

2. 慢性型

(1)主要见于成人。

(2)起病方式　起病隐匿,多在常规查血时偶然发现。

(3)出血倾向　多数较轻而局限,但易反复发生。可表现为皮肤、黏膜出血,如瘀点、紫癜、瘀斑及外伤后止血不易等,鼻出血、牙龈出血亦很常见。严重内脏出血较少见,但月经过多较常见,在部分患者可为唯一的临床症状。患者病情可因感染等而骤然加重,出现广泛、严重的皮肤黏膜及内脏出血。

(4)其他　长期月经过多可出现失血性贫血。病程半年以上者,部分可出现轻度脾肿大。

【诊断与鉴别诊断】

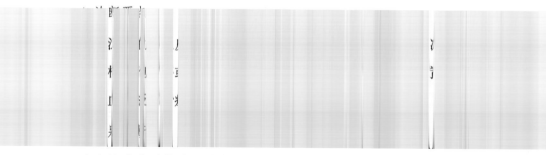

本病的确诊需排除继发性血小板减少症,如再生障碍性贫血、脾功能亢进、MDS、白血病、SLE、药物性免疫性血小板减少等。本病与过敏性紫癜不难鉴别(表7-9)。

表 7-9 特发性血小板减少性紫癜的鉴别诊断

疾病名称	鉴别要点
特发性血小板减少性紫癜	广泛出血累及皮肤、黏膜及内脏;多次检验血小板计数减少;脾不大;骨髓巨核细胞增多或正常,有成熟障碍;泼尼松或脾切除治疗有效
再生障碍性贫血	表现为发热、贫血、出血三大症状,肝、脾、淋巴结不大,与特发性血小板减少性紫癜伴有贫血者相似,但一般贫血较重,白细胞总数及中性粒细胞多减少,网织红细胞不高。骨髓红、粒系统生血功能减低,巨核细胞减少或极难查见
慢性肝病等伴有脾功能亢进	患者有肝脏疾病表现、脾脏肿大等可资鉴别
骨髓增生异常综合征	有些 MDS-RA 患者早期仅以血小板减少为主要表现,需与 ITP 鉴别。骨髓检查发现多系造血细胞的病态造血是主要鉴别点
急性白血病	ITP 特别需与白细胞不增高的白血病鉴别,通过血涂片中可见各期幼稚白细胞及骨髓检查即可确诊
红斑性狼疮	早期可表现为血小板减少性紫癜,有怀疑时应检查抗核抗体及狼疮细胞(LEC)可助鉴别
药物诱发的血小板减少症	肝素、奎尼丁、解热镇痛药等有时引起急性血小板减少,也常常是由于免疫机制参与。通过仔细询问用药史和停药后血小板一般能够较快回升,可与 ITP 鉴别
过敏性紫癜	为对称性出血斑丘疹,以下肢为多见,血小板不少,一般易于鉴别

【治疗】

1. 一般治疗

出血严重者应注意休息。血小板低于 $20 \times 10^9/L$ 者应严格卧床,避免外伤。

2. 糖皮质激素

一般情况下为首选治疗,近期有效率约为 80%。

3. 脾切除

(1)适应证　①正规糖皮质激素治疗无效,病程迁延 3~6 个月;②糖皮质激素维持量需大于 30 mg/d;③有糖皮质激素使用禁忌证;④CT 扫描脾区放射指数增高。

(2)禁忌证　①年龄小于 2 岁;②妊娠期;③因其他疾病不能耐受手术。

脾切除治疗的有效率约为 70%~90%,无效者对糖皮质激素的需要量亦可减少。

4. 免疫抑制剂治疗

不宜作为首选。

(1)适应证　①糖皮质激素或脾切除疗效不佳者;②有使用糖皮质激素或脾切除禁忌证;③与糖皮质激素合用以提高疗效及减少糖皮质激素的用量。

(2)主要药物　①长春新碱:为最常用者。除具免疫抑制作用外,还可能有促进血小板生成及释放作用;②环磷酰胺;③硫唑嘌呤;④环孢素:主要用于难治性 ITP 的治疗;⑤霉酚酸酯:难治性 ITP 可试用;⑥利妥昔单克隆抗体:可有效清除体

射,3~5 d 为一疗程,可通过抑制单核–巨噬细胞系统而发挥治疗作用。④血浆置换 3~5 d 内,连续 3 次以上,每次置换 3000 mL 血浆,也有一定的疗效。

第八章 风湿免疫科疾病

第一节 类风湿关节炎

【定义】类风湿关节炎（RA）是以对称性多关节炎为主要临床表现的异质性、系统性、自身免疫性疾病。异质性指患者遗传背景不同,病因可能也非单一,因而发病机制不尽相同。

【临床表现】流行病学资料显示,RA 发生于任何年龄,80% 发病于 35~50 岁,女性患者约 3 倍于男性。其临床表现多样,可表现为主要的关节症状到关节外多系统受累。RA 多以缓慢而隐匿的方式起病,在出现明显关节症状前可有数周的低热,少数患者可有高热、乏力、全身不适、体重下降等症状,以后逐渐出现典型关节症状。少数起病较急,在数天内出现多个关节症状。

1. 关节表现

可分滑膜炎症状和关节结构破坏的表现,前者经治疗后有一定可逆性,但后者一经出现很难逆转。RA 病情和病程有个体差异,从短暂、轻微的少关节炎到急剧进行性多关节炎均可出现,常伴有晨僵。

(1)晨僵 早晨起床后病变关节感觉僵硬(日间长时间静止不动后也可出现),如胶着样感觉,持续时间至少 1h 者意义较大。可出现在 95% 以上的 RA 患者,持续时间和关节炎症的程度呈正比,常被作为观察本病活动指标之一。其他病因的关节炎也可出现晨僵,但不如本病明显和持久。

(2)痛与压痛 关节痛往往是最早的症状,最常出现的部位为腕、掌指关节、近端指间关节,其次是足趾、膝、踝、肘、肩等关节。多呈对称性、持续性,但时轻时重,疼痛的关节往往伴有压痛,受累关节的皮肤出现褐色色素沉着。

（3）关节肿　多因关节腔内积液或关节周围软组织炎症引起,病程较长者可因滑膜慢性炎症后的肥厚而引起肿胀。凡受累的关节均可肿胀,常见的部位为腕、掌指关节、近端指间关节、膝等关节,亦多呈对称性。

（4）关节畸形　见于较晚期患者,关节周围肌肉的萎缩、痉挛则使畸形更为加重。最为常见的是腕和肘关节强直、掌指关节的半脱位、手指向尺侧偏斜和呈"天鹅颈"样及"纽扣花样"表现。重症患者关节呈纤维性或骨性强直失去关节功能,致使生活不能自理。

（5）特殊关节　①颈椎的可动小关节及周围腱鞘受累出现颈痛、活动受限,有时甚至因颈椎半脱位而出现脊髓受压。②肩、髋关节其周围有较多肌腱等软组织包围,由此很难发现肿胀。最常见的症状是局部痛和活动受限,髋关节往往表现为臀部及下腰部疼痛。③1/4 的 RA 患者早期患颞颌关节表现为讲话或咀嚼时疼痛加重,严重者有张口受限。

（6）关节功能障碍　关节肿痛和结构破坏都可引起关节的活动障碍。美国风湿病学会按照影响生活的程度将 RA 分为四级;Ⅰ级,能照常进行日常生活和各项工作;Ⅱ级,可进行一般的日常生活和某种职业工作,但参与其他项目活动受限;Ⅲ

位于关节隆突及受压部位的皮下,如前臂伸面、肘鹰嘴突附近、枕、跟腱等处。其大小不一,结节直径由数毫米至数厘米、质硬、无压痛、对称性分布。此外,几乎所有脏器如心、肺、眼等均可累及。

（2）类风湿血管炎　RA 患者的系统性血管炎少见,体格检查能观察到的有指甲下或指端出现的小血管炎,其表现和滑膜炎的活动性无直接相关性,少数引起局部组织的缺血性坏死。眼受累多为巩膜炎,严重者因巩膜软化而影响视力。RA 阳性的患者可出现亚临床型的血管炎,如无临床表现的皮肤和唇腺活检可有血管壁免疫物质的沉积,亚临床型血管炎的长期预后尚不明确。

（3）肺　受累很常见，其中男性多于女性，有时可为首发症状。①肺间质病变。②结节样改变。③Caplan综合征。④胸膜炎。⑤肺动脉高压。

（4）心脏　心包炎最常见，多见于RF阳性、有类风湿结节的患者，多数患者无相关临床表现。通过超声心动图检查约30%出现小量心包积液。

（5）胃肠道　患者可有上腹不适、胃痛、恶心、纳差，甚至黑粪，多与服用抗风湿药物，尤其是非留体抗炎药有关，很少由RA本身引起。

（6）肾　偶有轻微膜性肾病、肾小球肾炎、肾内小血管炎以及肾脏的淀粉样变。

（7）神经系统　神经受压是神经系统病变的常见原因，与相应关节滑膜炎的严重程度相关。最常受累的神经有正中神经、尺神经以及桡神经，神经系统的受累可以根据临床症状和神经定位来诊断。

（8）血液系统　贫血程度和病情活动度相关，尤其是关节的炎症程度相关。贫血一般是正细胞正色素性贫血。

（9）干燥综合征。

【鉴别诊断】（表8-1）

表8-1　类风湿关节炎的鉴别诊断

疾病名称	鉴别要点
系统性红斑狼疮	蝶形红斑、蛋白尿、溶血性贫血、血小板减少，多见浆膜炎
原发性干燥综合征	口眼干、腮腺肿大、龋齿、肾小管性酸中毒、高球蛋白血症
皮肌炎	上眼睑红肿、Gottron丘疹颈部呈V字形、充血肌无力
系统性硬皮病	雷诺现象、指端缺血性溃疡、硬指、皮肤肿硬失去弹性
Wegener肉芽肿	鞍鼻、肺迁移性浸润或空洞
大动脉炎	无脉
贝赫切特病	口腔溃疡、外阴溃疡、针刺反应

【治疗】

1. 一般治疗

休息、关节制动（急性期）、关节功能锻炼（恢复期）、物理疗法等。卧床休息只适宜于急性期、发热以及内脏受累的患者。

2. 药物治疗

（1）非留体抗炎药　①塞来昔布；②美洛昔康；③双氯芬酸；④吲哚美辛；⑤萘普生；⑥布洛芬。均有胃肠道不良反应，剂量应个体化；一种 NSAID 足量使用 1~2 周后无效更改为另一种；避免两种或两种以上 NSAID 同时服用；老年人宜选用半衰期短的 NSAID 药物，对有溃疡病史的老年人，宜服用选择性 COX-2 抑制剂以减少胃肠道的不良反应。

（2）抗风湿药　发挥作用慢，临床症状的明显改善需 1~6 个月，有改善和延缓病情进展的作用。一般首选甲氨蝶呤（MTX），作为联合治疗的基本药物。受累关节超过 20 个，起病 2 年内就出现关节骨破坏，RF 滴度持续很高，有关节外症状者应尽早采用 DMARD 联合治疗方案。

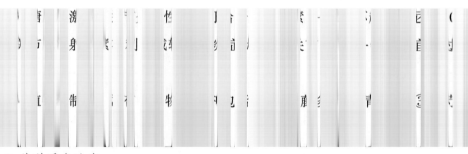

3. 外科手术治疗

包括关节置换和滑膜切除手术，前者适用于较晚期有畸形并失去功能的关节。滑膜切除术可以使病情得到一定的缓解，但当滑膜再次增生时病情又趋复发，所以必须同时应用 DMARD。

第二节　强直性脊柱炎

【定义】强直性脊柱炎(AS)多见于青少年,是以中轴关节慢性炎症为主,也可累及内脏及其他组织的慢性进展性风湿性疾病。典型病例 X 线片表现骶髂关节明显破坏,后期脊柱呈"竹节样"变化。

【临床表现】

1. 起病

起病大多缓慢而隐匿。男性多见,且一般较女性严重。发病年龄多在 10～40 岁,以 20～30 岁为高峰。16 岁以前发病者称幼年型 AS,45～50 岁以后发病者称晚起病 AS,临床表现常不典型。

2. 症状

(1)早期症状常为腰慨痛或不适、晨僵等。也可表现为臀部、腹股沟酸痛,症状可向下肢放射而类似"坐骨神经痛"。少数患者可以颈、胸痛为首发表现。症状在静止、休息时反而加重,活动后可以减轻。

(2)约半数患者以下肢大关节如髋、膝、踝关节炎症为首发症状,常为非对称性、反复发作与缓解,较少表现为持续性和破坏性,为区别于 RA 的特点。

(3)典型表现为腰背痛、晨僵、腰椎各方向活动受限和胸廓活动度减少。随着病情进展,整个脊柱可自下而上发生强直。

(4)关节外症状包括眼葡萄膜炎、结膜炎、肺上叶纤维化、升主动脉根和主动脉瓣病变以及心传导系统失常等。神经、肌肉症状如下肢麻木、感觉异常及肌肉萎缩等也不少见。

(5)晚期病例常伴严重骨质疏松,易发生骨折。

3. 体征

常见体征为骶髂关节压痛,脊柱前屈、后伸、侧弯和转动受限,胸廓活动度减低,枕墙距>0 等。

【鉴别诊断】慢性腰痛、僵硬、不适是十分常见的临床症状,各个年龄均可发生,多种原因如外伤、脊柱侧凸、骨折、感染、骨质疏松、肿瘤等皆可以引起,应注意鉴别。对青壮年来说,外伤性腰痛和椎间盘病较为多见。外伤性腰痛有明确的外伤史,休息有利缓解症状,活动则使症状加重,不难鉴别。有时腰椎间盘病和本病临床上不容易鉴别,腰椎 CT 可肯定或除外之。早期、尤以外周关节炎为首发症状者应与 RA 鉴别,可行 RF、HLA-B27 以及有关影像学检查。

【治疗】

1. 非药物治疗

坚持脊柱、胸廓、髋关节活动等医疗体育锻炼;注意立、坐、卧正确姿势;睡硬板床、低枕,避免过度负重和剧烈运动。

2. 药物治疗

①非甾体抗炎药。②抗风湿药。③糖皮质激素。④其他:沙利度胺和帕米膦酸钠用于本病的治疗,前者基于其免疫调节作用,后者则由于其骨质保护作用。

3. 外科治疗

疫病,其血清具有以抗核抗体为代表的多种自身抗体。本病病程以病情缓解和急性发作交替为特点,有内脏(肾、中枢神经)损害者预后较差。

【临床表现】

1. 全身症状

约 90% 的患者在病程中出现各种热型的发热,尤以低、中度热为常见,发热应除外感染因素,尤其是在免疫抑制剂治疗中出现的发热。此外尚可有疲倦、乏力、体重下降等。

2. 皮肤与黏膜

80%患者在病程中出现皮疹,其中以颊部蝶形红斑最具特征性。与SLE相关的特殊皮肤型红斑狼疮有:①亚急性皮肤型红斑狼疮;②深层脂膜炎型。

3. 浆膜炎

半数以上患者在急性发作期出现多发性浆膜炎,包括双侧中小量胸腔积液,中小量心包积液。

4. 肌肉骨骼

常出现对称性多关节疼痛、肿胀。10%的患者因关节周围肌腱受损而出现Jaccoud关节病,其特点为可复的非侵蚀性关节半脱位,可以维持正常关节功能,关节X线片多无关节骨破坏。可以出现肌痛和肌无力,5%~10%出现肌炎。有小部分患者在病程中出现股骨头坏死。

5. 肾

几乎所有患者的肾组织都有病理变化。

6. 心血管

常出现心包炎,可为纤维蛋白性心包炎或渗出性心包炎,但心包填塞少见。约10%患者有心肌损害,可有气促、心前区不适、心律失常,严重者可发生心力衰竭导致死亡。

7. 肺

约35%的患者有胸腔积液,多为中小量、双侧性。患者可发生狼疮肺炎,表现为发热、干咳、气促,肺X线可见片状浸润阴影,多见于双下肺,有时与肺部继发感染很难鉴别。SLE所引起的肺间质性病变主要是急性和亚急性期的磨玻璃样改变和慢性期的纤维化,表现为活动后气促、干咳、低氧血症,肺功能检查常显示弥散功能下降。约2%患者合并弥漫性肺泡出血(DAH),病情凶险,病死率高达50%以上。临床主要表现为咳嗽、咯血、低氧血症、呼吸困难,胸片显示弥漫肺浸润,血红蛋白下降及血细胞比容减低常是较特征性表现。10%~20%SLE存在肺动脉高压,其发病机制包括肺血管炎、雷诺现象、肺血栓栓塞和广泛肺间质病变。

8. 神经系统

又称神经精神狼疮。轻者仅有偏头痛、性格改变、记忆力减退或轻度认知障碍;重者可表现为脑血管意外、昏迷、癫痫持续状态等。少数患者出现脊髓损伤,表现为截瘫、大小便失禁等。

9. 消化系统

约30%患者有食欲减退、腹痛、呕吐、腹泻或腹水等;40%患者血清转氨酶升高,肝不一定肿大,一般不出现黄疸。少数可并发急腹症,如胰腺炎、肠坏死、肠梗阻。

10. 血液系统表现

活动性 SLE 中血红蛋白下降、白细胞和(或)血小板减少常见。约20%患者有无痛性轻或中度淋巴结肿大,以颈部和腋下为多见;约15%患者有脾大。

11. 抗磷脂抗体综合征

出现在 SLE 的活动期,表现为动脉和(或)静脉血栓形成,习惯性自发性流产,血小板减少,患者血清不止一次出现抗磷脂抗体。

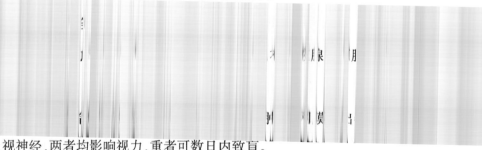

及视神经,两者均影响视力,重者可数日内致盲。

【鉴别诊断】(表 8-2)

表8-2 系统性红斑狼疮的鉴别诊断

鉴别项目		系统性红斑狼疮	类风湿关节炎	强制脊柱炎	骨关节炎	痛风
周围关节炎	起病	不定	缓	缓	缓	急
	首发	手关节或其他	近端指间关节、掌指关节、腕	膝、髋、踝	膝、腰关节远端指节关节	第一跖趾关节
	痛性质	不定	持续性、休息后加重	休息后加重	活动后加重	痛剧烈，夜间重
	肿性质	少见	软组织为主	软组织为主	骨性肥大	红肿热
	畸形	偶见	常见	部分	小部分	少见
	演变	无	对称性多关节炎	不对称下肢大关节炎	负重关节症状明显	反复发作
脊柱骶髂关节炎		无	偶有病变	有，功能受限	腰椎增生，唇样变	无

【治疗】

1. 一般治疗

包括心理及精神支持、避免日晒或紫外线照射、预防和治疗感染或其他合并症及依据病情选用适当的锻炼方式。

2. 药物治疗

（1）非甾体抗炎药（NSAIDS） 适用于有低热、关节症状、皮疹和心包及胸膜炎的患者，有血液系病变者慎用。

（2）抗疟药 氯喹或羟基氯喹，对皮疹、低热、关节炎、轻度胸膜和心包炎、轻度贫血和血白细胞计数减少及合并干燥综合征者有效，有眼炎者慎用。

（3）糖皮质激素　小剂量适用于无重要脏器受损的活动性 SLE 患者；中等剂量适用于有高热或有一个重要脏器轻度损害者；大剂量适用于有恶性局热或有一个或一个以上重要器官严重受损者；对重症患者可采用超大剂量冲击治疗，一般选用甲泼尼龙静脉滴注，连续 3～5d，后改为常规量激素，必要时可重复。

（4）免疫抑制剂　①环磷酰胺；②硫唑嘌呤；③甲氨蝶呤；④环孢素；⑤长春新碱。

（5）其他治疗　大剂量免疫球蛋白冲击，血浆置换等。

（6）狼疮肾炎的治疗　①糖皮质激素；②免疫抑制剂；③血浆置换与免疫吸附疗法；④大剂量免疫球蛋白冲击治疗；⑤其他：如抗凝剂，全身淋巴结照射及中药治疗，肾功能不全者可行透析治疗。

第九章　外科感染

第一节　败血症

【定义】败血症是指致病菌或条件致病菌侵入血循环,并在血中生长繁殖,产生毒素而发生的急性全身性感染。败血症伴有多发性脓肿而病程较长者称为脓毒血症。

【临床表现】

1. 感染中毒症状

主要为寒战,高热,面色苍白,四肢湿冷,呼吸急促,心率加快,血压下降。

2. 皮肤损伤

出现瘀点、瘀斑、猩红热样皮疹、荨麻疹样皮疹。皮疹常见于四肢、躯干皮肤或口腔黏膜等处。

3. 胃肠道症

状伴有呕吐、腹泻、腹痛,甚至呕血、便血、中毒性肠麻痹。

4. 关节症状

可有关节肿痛、活动障碍或关节腔积液。

5. 肝脾肿大

轻度或中度肿大。

6. 其他症状

常伴有心肌炎、心力衰竭、意识模糊、嗜睡、昏迷、少尿或无尿等实质器官受累症状。

【鉴别诊断】(表9-1)

表9-1　败血症与脓血症的鉴别诊断

鉴别项目	败血症	脓血症
发热情况	突然的剧烈寒战后,出现高达40~41℃的发热,呈稽留热	寒战和高热的发生呈阵发性,间歇期间的体温可正常,故呈弛张热,病程多数呈亚急性或慢性
皮肤情况	眼结膜和皮肤常出现瘀点	无
转移性脓肿	一般不出现转移性脓肿	转移性脓肿

【治疗】

1. 基础治疗

补充各种维生素、能量合剂,给予人血白蛋白(白蛋白)、血浆或新鲜全血以补充机体消耗,供给能量,加强营养,支持器官功能。

2. 抗菌治疗

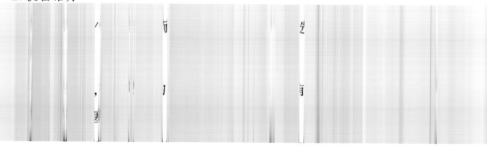

第二节　脓血症

【定义】脓血症是指局部化脓性病灶的细菌栓子或脱落的感染血栓,间歇的进入血液循环,并在身体各处的组织或器官内发生转移性脓肿者。

【临床表现】高烧可达40~41℃,多有头痛、头晕、神志淡漠、烦躁、谵妄和昏迷。脉细速、呼吸急促或困难。肝脾可肿大,严重者出现黄疸、皮下淤血。

【治疗】

1. 一般治疗

维持水、电解质和酸碱平衡,补充各种维生素,特别是维生素 C 和 B,必要时间断少量输给薪鲜全血或血浆。

2. 处理原发感染

去除伤口内坏死组织和异物,脓肿切开引流,坏疽肢体截肢及拔出体内留置的导管等。

3. 应用抗菌药

细菌培养和药敏试验可指导用药。

4. 对症处理

高热者可药物或物理降温,严重患者可用人工冬眠或肾上腺皮质激素。发生休克时则应积极抗休克治疗。

第三节　气性坏疽

【定义】气性坏疽是由梭状芽孢杆菌所引起的一种严重急性特异性感染,主要发生在肌组织广泛损伤的病人,少数发生在腹部或会阴部手术后的伤口处。

【临床表现】

1. 全身症状

病人表情淡漠,有头晕、头痛、恶心、呕吐、出冷汗、烦躁不安、高热、脉搏快速,血压下降,最后出现黄疸、谵妄和昏迷。

2. 局部表现

患处"胀裂样"剧痛,肿胀明显,很快变为紫红色,进而变为紫黑色,并出现大小不等的水泡。伤口内肌肉坏死,伤口周围常扪到捻发音,表示组织间有气体存在。轻轻挤压患部,常有气泡从伤口逸出,并有稀薄、恶臭的浆液样血性分泌物流出。

【鉴别诊断】(表 9-2)

表 9-2　气性坏疽的鉴别诊断

鉴别项目	气性坏疽	芽孢菌性蜂窝织炎	厌氧性链球菌性蜂窝织炎
起病时间	6~8 h	3~5 d	3 d 后
部位	肌肉	皮下蜂窝组织,沿筋膜间隙迅速扩散	皮下组织和筋膜
全身症状	较重	较轻	较轻
涂片	梭状芽孢杆菌	芽孢菌	链球菌

【治疗】①严格隔离,加强护理,严防交叉感染。②清创引流,切口必须充分,用大量 3% 双氧水冲洗,伤口彻底开放。肢体广泛坏死者应行截肢术,以挽救生命。③大量应用抗生素。④高压氧治疗,可在 3 个大气压的纯氧下进行治疗,第一天 3 次,每次 2~4 h,以后 2 次/天。⑤全身支持治疗。⑥中药治疗。

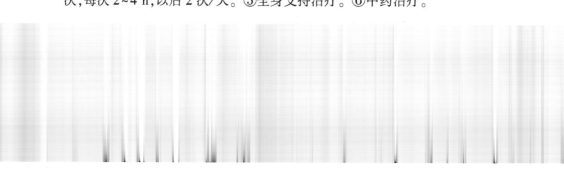

第十章　水、电解质代谢及酸碱平衡失调

第一节　等渗性脱水

【定义】水和钠成比例地丧失,因而血清钠在正常范围,细胞外液渗透压也维持正常。

【临床表现】病人不口渴,有尿少、厌食、恶心、乏力、舌干、眼球下陷、皮肤干燥、松弛等表现。体液丧失达体重的5%以上时病人出现脉搏细速、肢端湿冷、血压不稳定或下降等血容量不足的症状。体液继续丧失达体重的6%~7%,常伴有代谢性酸中毒。

【治疗】①尽可能处理引起等渗性失水的原因。②等渗盐水或平衡盐液尽快补充血容量。③缺水已达体重的5%者,可快速输入上述液体约3.0L,或补等渗盐水量(L)= 血细胞比容上升值×体重(kg)×0.25 血细胞比容正常值。

第二节　低渗性脱水

【定义】水和钠同时缺失,但缺水少于缺钠,血清钠低于正常范围,细胞外液呈低渗状态。

【临床表现】

1.轻度缺钠

患者有疲乏感,头晕、手足麻木、口渴不明显。血清钠在135 mmol/L以下。

2.中度缺钠

除上述症状外,常有恶心,呕吐,脉搏细速,血压不稳定,视力模糊,尿量少。血

清钠在 130 mmol/L 以下。

3. 重度缺钠

病人神志不清、肌腱反射减弱或消失,出现木僵,甚至昏迷。常发生休克。血清钠在 120 mmol/L 以下。

【治疗】

(1)积极根治病因。

(2)采用含盐溶液或高渗盐水静脉输注。轻度和中度缺钠时,血清钠为 130～135 mmol/L,则氯化钠 0.5 g/kg,即需氯化钠 30 g,先补给 1/2 量即 15 g,加日需氯化钠量 4.5 g,总计 19.5 g,可以给 5%葡萄糖盐水 2000 mlL,此外再补日需量液体 2000 mL。氯化钠的另 1/2(即 15 g),在第二天补给;重度缺钠时,因常有休克(低钠性休克),应先补足血容量后输入高渗盐水(一般为 5% 氯化钠溶液)200～300 mL。

(3)缺钠伴有酸中毒时,在补充血容量和钠盐后,经血气分析,酸中毒仍未完全纠正时,可给 1.25%碳酸氢钠溶液 100～200 mL 或平衡盐溶液 200 mL。

呈高渗状态。

【临床表现】

1. 轻度缺水

除有口渴外,多无其他症状。缺水量为体重的 2%～4%。

2. 中度缺水

有极度口渴,伴乏力、尿少、尿比重高。唇干舌燥、皮肤弹性差、眼窝凹陷,常有烦躁。缺水量为体重的 4%～6%。

3. 重度缺水

除上述症状外,出现躁狂、幻觉、谵语、甚至昏迷等脑功能障碍的症状。缺水量为体重的6%以上。

【治疗】

(1)去除病因,补充已丧失的液体,可静脉输注5%葡萄糖或低渗盐水溶液。

(2)估计补充已丧失液体量有两种方法。

①根据临床表现的严重程度,按体重百分比的丧失来估计。例如中度缺水的缺水量为体重的补液量约为2.5~3.0 L。

②根据测得的血Na^+浓度来计算

补水量(mL)=［血钠测得值(mmol)－血钠正常值(mmol)］×体重(kg)×4

当日先给补水量的一半,另一半在次日补给,此外,还应补给当日需要量。

在补水同时应适当补钠,以纠正缺钠。如同时有缺钾纠正时,应在尿量超过40 mL/h后补钾,以免引起血钾过高。经过补液治疗后,酸中毒仍未得到纠正时可补给碳酸氢钠溶液。

第四节　低钾血症

【定义】血清钾浓度在3.5~5.5 mmol/L,平均4.2 mmol/L。通常血清钾浓度<3.5 mmol/L时称低钾血症。多见于长期禁食或少食,钾盐摄入不足;大量呕吐,腹泻和长期应用呋塞米等利尿药致钾排出过多而引起。

【临床表现】

1. 神经肌肉系统

肌无力,全身肌肉无力甚至瘫痪,呼吸肌麻痹。中枢神经系统症状有抑郁、嗜睡、定向障碍及精神紊乱等。

2. 消化系统

肠蠕动减弱,腹胀、恶心、便秘。严重低血钾时可出现肠麻痹。

3. 心血管系统

窦性心动过速、房性期前收缩或室性期前收缩,室上性或室性心动过速及室颤等乃至猝死。

4. 肾脏

持久性低比重尿。

5. 代谢性碱中毒

尿中氢离子增加,尿呈酸性。

【治疗】

(1)一般采用口服钾,成人预防剂量为 10% 氯化钾 30~40 mL/d。

(2)静脉输注氯化钾,常用浓度为 5% 葡萄糖液 1.0L 中加入 10% 氯化钾 10~20 mL,每克氯化钾必须均匀滴注 30~40 min 以上,不可静脉推注。

(3)补钾注意事项 ①尿量必须在 30 mL/h 以上时,方考虑补钾。②静脉滴注的氯化钾浓度太高可刺激静脉引起疼痛,甚至静脉痉挛和血栓形成。③血清钾浓度突然增高可导致心搏骤停。④纠正缺钾需历时数日。⑤缺钾同时有低血钙

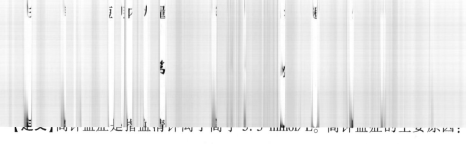

【定义】高钾血症是指血清钾离子高于 5.5 mmol/L。高钾血症的主要原因:①钾的入量过多;②排出减少;③组织破坏;④分布异常。

【临床表现】

(1)有轻度神志模糊或淡漠、手足及口唇麻木感和感觉异常、四肢软弱等。

(2)可出现皮肤苍白、青紫、发冷、血压下降等。

(3)心搏慢而无力。心律不齐,心脏可停搏于舒张期而死亡。

(4)心电图。T 波高尖,基底变窄,Q-T 间期延长,继而 QRS 波群增宽,P-T 间期延长。

【治疗】

(1)注射钙剂。钙可迅速拮抗高钾对心肌的毒性作用,可用10%葡萄糖酸钙20 mL于5~10分钟内静脉推注。注射后数分钟即可见效。

(2)注射高渗盐水。用3%~5%NaCl 100 mL缓慢滴注。

(3)用5%碳酸氢钠125~250 mL缓慢静脉滴注。

(4)10%葡萄糖注射液500 mL加入胰岛素10~15U静脉滴注。

第六节　代谢性酸中毒

【定义】以原发性HCO_3^-降低(<21 mmol/L)和pH降低(<7.35)为特征。机体对酸碱负荷有相当完善的调节机制,主要包括缓冲、代偿和纠正作用。

【临床表现】①呼吸深快,有时呼气中带有酮味。②面部潮红、心率加快,血压下降,神志不清,甚至昏迷,病人常伴有严重缺水的症状。③肌张力降低,腱反射减退和消失。

【治疗】①积极防治引起代谢性酸中毒的原发病。②用$NaHCO_3$补充HCO_3^-,去缓冲H^+。可先补给计算量的1/3~1/2,再结合症状及血液化验结果,调整补碱量。③纠正其酸中毒时需要依据血清钾下降程度适当补钾。

第七节　代谢性碱中毒

【定义】代谢性碱中毒是指体内酸丢失过多或者从体外进入碱过多的临床情况,主要生化表现为血HCO_3^-过高(>27 mmol/L),$PaCO_2$增高。pH多>7.45,但按代偿情况而异,可以明显过高,也可以仅轻度升高甚至正常。本病临床上常伴有血钾过低。

【临床表现】①呼吸浅而慢。②精神症状,躁动、兴奋、谵语、嗜睡、严重时昏迷。③神经肌肉兴奋性增加,有手足搐搦,腱反射亢进等。

【治疗】①积极防治引起代谢性碱中毒的原发病,消除病因。②纠正低钾血症或低氯血症。③纠正碱中毒:轻度碱中毒可使用等渗盐水静脉滴注,重症碱中毒患者可给予精氨酸、氯化铵等。计算需补给的酸量可采用下列公式:需补给的酸量($mmol$)=(测得的 SB 或 CO_2CP - 正常的 SB 或 CO_2CP)×体重(kg)×0.2。

第八节 呼吸性酸中毒

【定义】呼吸性酸中毒是体内 CO_2 蓄积及 pH 下降。主要原因是肺的换气功能降低;见于呼吸道梗阻,肺炎,肺不张,胸腹部手术,创伤等。

【临床表现】①呼吸困难,换气不足,乏力,气促,发甜,头痛,胸闷。②血压下降,有时突然发生心室纤颤。③谵妄,木僵,昏迷。

【治疗】①解除呼吸道梗阻,改善肺换气功能。②原发病的治疗。

第九节 呼吸性碱中毒

【定义】呼吸性碱中毒是指由于肺通气过度使血浆 HCO_3^- 浓度或 $PaCO_2$ 原发

的病人吸入含 5%CO_2 的氧气。③于手搐搦者可静脉适量补给钙剂,缓慢注射 10%葡萄糖酸钙。

第十一章　外科休克

【定义】休克是指机体在各种致病因素作用下引起的以有效循环血量锐减,微循环灌注不足,细胞代谢紊乱及主要脏器损害所产生的一种危急综合征。

1. 低血容量休克

失血或失液使血容量减少。

2. 感染性休克

又称中毒性休克,细菌及病毒的毒素作用于血管,使血管扩张,血管床面积增大,导致血容量相对减少。

3. 心源性休克

由于急性心肌梗死,严重心律失常、心包填塞、肺动脉栓塞等引起,使左心室收缩功能减退,或舒张期充盈不足,致心输出量锐减。

4. 神经源性休克

由于剧烈的刺激(如疼痛、外伤等),引起强烈的神经反射性血管扩张,外周血管阻力降低,有效循环量相对不足所致。

5. 过敏性休克

某些物质和药物、异体蛋白等,可使人体发生过敏反应致全身血管骤然扩张,引起休克。

【临床表现】

1. 休克早期

机体对休克的代偿,相当于微循环的痉挛期。病人神志清醒、精神兴奋、躁动不安、面色苍白、脉搏增快、血压变化不大,舒张压升高、脉压差变小、尿量正常或减少。如在此期给予诊断及抗休克治疗,休克症状可迅速得以控制和逆转。

2. 休克期

机体失代偿进入微循环扩张期,精神由兴奋转为抑制,表情淡漠、感觉迟钝、皮肤黏膜由苍白转为发绀或出现花斑。四肢湿冷、呼吸浅促、脉搏细数、血压进行性下降、脉压差更小、尿量明显减小或无尿,并可出现进行性加重的代谢性酸中毒。

3. 休克晚期

病人神志不清、无脉搏、无血压、无尿、体温不升、呼吸微弱或不规则、全身出血倾向,如皮肤、黏膜出现瘀斑,提示已有 DIC 的可能。此外见鼻衄、便血、呕吐、咯血、腹胀,继之出现多脏器功能衰竭而死亡。

【诊断】

1. 休克的经验诊断标准

①重病容或意识改变;②心率>100 次/分;③呼吸>22 次/分或 $PaCO_2$<32 mmHg;④动脉血碱缺乏<-5 mmol/L 或乳酸>4 mmol/L;⑤尿量<0.5 mL/(kg·h);⑥动脉低血压>20 min。不管何种病因符合 4 项。

中两项;或⑤、⑥、⑦项中一项,可诊断休克。

【治疗】

1. 治疗原发疾病

2. 调整血管床与容量匹配,维持正常灌注压

(1)液体复苏　①补充液体的性质:先输注晶体再补充胶体。如平衡液、NS、血浆、全血、蛋白或代血浆。②补充液体的量与速度:迅速将 BP 和 CVP 纠正到正常范围,达 1000~2500 mL/h。

（2）血管收缩剂的使用　①去甲肾上腺素:剂量 0.02~1.5 μg/(kg· min),主要用于感染性休克、神经源性休克等。②多巴胺:2 μg/(kg· min),扩张肾、胃肠血管;2~10 μg/(kg· min)收缩和扩张血管都有;>10 μg/(kg· min)强烈收缩血管。20~25 μg/(kg· min)不能维持血压时,可加用去甲肾上腺素。③阿拉明:可与多巴胺合用,比例为 1:2。

3.调整心排量,维持正常代谢

（1）强心药物　①多巴酚丁胺:正性肌力作用,2~10 μg/(kg· min)。②西地兰:0.2~0.4 mg/次,24h 不超过 1.2 mg。

（2）改善微循环　①酚妥拉明:阻断 α 受体解除微循环淤滞。0.1~0.5 mg/kg。②酚苄明:阻断 α 受体兼有反射性兴奋 β 受体作用。可增加冠脉血流。③山莨菪碱:舒张血管,改善微循环。40~80 mg/h 持续静脉注射至症状改善。④东莨菪碱:每次 0.3 mg,可连续用 3 次。总量,2 mg/d。⑤硝普钠:产生 NO 而扩张血管。20~100 μg/ min,一般用药不超过 3 天。

4.纠正酸碱平衡紊乱

（1）最常见的类型　呼吸性碱中毒和代谢性酸中毒。可给予面罩吸氧增加呼吸死腔而缓解呼碱;轻度代谢性酸中毒不必急于纠正,经足够的液体复苏后可自行调整。

（2）宁酸勿碱　防止氧离曲线左移引起组织缺氧。

5.皮质类固醇激素的使用

①指征:感染性休克等。②剂量:地塞米松一般 0.3 mg/(kg· min)。也可换算为其他种类的皮质类固醇药物。

6.DIC 的治疗

药物:各种凝血因子、肝素、低分子右旋糖酐等。

第十二章　神经外科疾病

第一节　颅内压增高

【定义】凡由多种致病因素引起颅内容积增加，侧卧位腰椎穿刺所测得的脑脊液压力超过 2 kPa，即为颅内压增高，若出现头痛、呕吐、视力障碍及视神经乳头水肿等一系列临床表现时，称为颅内压增高综合征。

【临床表现】

1. 头痛

是颅内压增高最常见的症状之一，早晨、晚间较重，部位多在额部及颞部，头痛性质以胀痛和撕裂痛多见。

凹陷消失，视盘隆起，静脉怒张。

以上三者又被称为颅内压增高的"三主征"。

4. 意识障碍和生命体征变化

【诊断】通过全面而详细地询问病史和认真地神经系统检查，可做出初步诊断；当发现有"三主征"时，则诊断大致可以肯定，必要时采取上述辅助检查手段。

【治疗】

1. 内科治疗

（1）糖皮质激素　为治疗恶性肿瘤脑转移、继发性脑水肿的极重要的有效的辅助药物,常用的药物有地塞米松、甲泼尼龙、泼尼松,它们可阻断肿瘤毒性代谢对血管的影响。其临床疗效出现较快,可维持 6~48 h,甚至可达 3~7 d,可使 60%~80% 病人的临床症状缓解。

（2）渗透疗法　应用渗透性利尿剂以减少脑细胞外液量和全身性水分。常用药物有甘露醇、尿素、山梨醇或甘油,须静脉注入或快速静脉滴入。这类药物进入血管后随血管内与细胞外间隙出现的渗透压梯度差,使水顺利地由脑细胞间隙透过血脑屏障返回血管,并随渗透性利尿剂由肾排出。

2. 外科治疗

（1）对孤立性或局限性多发转移癌争取手术切除,以减低脑压和获得病理诊断。

（2）对脑室阻塞、颞侧或小脑转移灶已失去代偿机能、对渗透疗法未能缓解、对放疗抗拒、手术后复发或有转移灶并发症(出血感染或脑脊液滞流)的有生命威胁者,一般均需外科紧急减压,包括脑室穿刺引流、分流术开颅减压、放置减压装置、切除肿瘤或(和)清除血块及止血。

（3）选择性手术死亡率 8.5%~32%,中位生存期为 3.6~9.1 个月,1 年以上生存率 13%~45%。

第二节　脑疝

【定义】当颅腔内某一分腔有占位性病变时,该分腔的压力比邻近分腔的压力高,脑组织从高压区向低压区移位,导致脑组织、血管及神经等重要结构受压和移位,有时被挤入硬脑膜的间隙或孔道中,从而引起一系列严重临床症状和体征,称为脑疝。

【临床表现】

1. 小脑幕切迹疝

（1）颅内压增高的症状　表现为剧烈头痛及频繁呕吐,其程度较在脑疝前更加剧,并有烦躁不安。

（2）意识改变　表现为嗜睡、浅昏迷以至昏迷,对外界的刺激反应迟钝或消失。

（3）瞳孔改变　两侧瞳孔不等大,初起时病侧瞳孔略缩小,光反应稍迟钝,以后病侧瞳孔逐渐散大,略不规则,直接及间接光反应消失,但对侧瞳孔仍可正常,这是由于患侧动眼神经受到压迫牵拉之故。此外,患侧还可眼睑下垂、眼球外斜等。如脑疝继续发展,则可出现双侧瞳孔散大,光反应消失,这是脑干内动眼神经核受压致功能失常所引起。

（4）运动障碍　大多发生于瞳孔散大侧的对侧,表现为肢体的自主活动减少或消失。脑疝的继续发展使症状波及双侧,引起四肢肌力减退或间歇性池出现头颈后仰,四肢挺直,躯背过伸,呈角弓反张状,称为去大脑强直,是脑干严重受损的特征性表现。

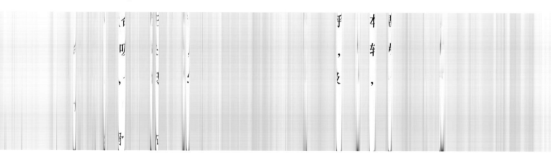

病人常只有剧烈头痛,反复呕吐,生命体征紊乱和颈项强直、疼痛,意识改变出现较晚,没有瞳孔的改变而呼吸骤停发生较早。

3. 大脑镰下疝

引起病侧大脑半球内侧面受压部的脑组织软化坏死,出现对侧下肢轻瘫,排尿障碍等症状。

【治疗】 脑疝是颅内压增高引起的严重状况,必须作紧急处理。除必要的病史询问与体格检查外,由静脉输给高渗降颅内压药物,以暂时缓解病情。然后进行必要的诊断性检查以明确病变的性质及部位,根据具体情况进行手术治疗,去除病因。如病因一时不能明确或虽已查明病因但尚缺乏有效疗法时,则可选择下列姑息性手术来缓解增高的颅内压。

(1)脑室外引流术　可在短期内有效地降低颅内压,暂时缓解病情。对有脑积水的病例效果特别显著。

(2)减压术　小脑幕切迹疝时可作颞肌下减压术,枕骨大孔疝时可作枕下减压术。这种减压术常造成脑组织的大量膨出,对脑的功能损害较大,故非迫不得已不宜采用。

(3)脑脊液分流术　适用于有脑积水的病例,根据具体情况及条件可选用:①脑室脑池分流术;②脑室腹腔分流术;③脑室心房分流术等。

(4)内减压术　在开颅术中遇到脑组织大量膨出,无法关闭脑腔时,不得不作部分脑叶切除以达到减压目的。

第三节　头皮损伤

【定义】头皮损伤是原发性颅脑损伤中最常见的一种,其范围可由轻微擦伤到整个头皮的撕脱伤,往往都合并有不同程度的颅骨及脑组织损伤,可作为颅内感染的入侵门户及引起颅内的继发性病变。

【临床表现】

1.头皮血肿

头皮富含血管,遭受钝性打击或碰撞后,可使组织内血管破裂出血,而头皮仍属完整。头皮出血常在皮下组织中、帽状腱膜下或骨膜下形成血肿,其所在部位和类型有助于分析致伤机制,并能对颅骨和脑的损伤做出估计。

(1)皮下血肿　头皮的皮下组织层是头皮的血管、神经和淋巴汇集的部位,伤后易于出血、水肿。由于血肿位于表层和帽状腱膜之间,受皮下纤维隔的限制而有其特殊表现:①体积小、张力高;②疼痛十分显著;③扪诊时中心稍软,周边隆起较硬,往往误为凹陷骨折。

(2)帽状腱膜下血肿　　帽状腱膜下层是一疏松的蜂窝组织层,其间有连接头皮静脉和颅骨板障静脉以及颅内静脉窦的导血管。当头部遭受斜向暴力时,头皮发生剧烈的滑动,引起层间的导血管撕裂,出血较易扩散,常致巨大血肿。临床特点是:血肿范围宽广,严重时血肿边界与帽状腱膜附着缘一致,前至眉弓,后至枕外粗隆与上项线,两侧达颞弓部,恰似一顶帽子顶在病人头上。血肿张力低,波动明显,疼痛较轻,有贫血外貌。婴幼儿巨大帽状腱膜下血肿,可引起休克。

(3)骨膜下血肿　　颅骨骨膜下血肿,除婴儿因产伤或胎头吸引助产所致者外,一般都伴有颅骨线形骨折。出血来源多为板障出血或因骨膜剥离而致,血液集积在骨膜与颅骨表面之间,临床特征是:血肿周界止于骨缝,这是因为颅骨在发育过程中,将骨膜夹嵌在骨缝之内,故鲜有骨膜下血肿超过骨缝者,除非骨折线跨越两块颅骨时,但血肿仍将止于另一块颅骨的骨缝。

2. 头皮裂伤

头皮含有大量的毛囊、汗腺和皮脂腺,容易隐藏污垢、细菌而招致感染。然而头皮血液循环十分丰富,虽然头皮发生裂伤,只要能够及时施行彻底的清创,感染

并不多见。在头皮各层中,帽状腱膜是一层坚韧的腱膜,它不仅是维持头皮张力的

板障　头皮　　　　线,未伤及帽状腱膜

出　　　而交　　者帽状腱膜断裂,则伤

　　　　而交

　　　　或　　　较平直,创缘整齐无缺损,伤口的深浅多随致伤因系而异,除少数锐器直接穿戳或劈砍进入颅内,造成开放性颅脑损伤者外,大多数单纯裂伤仅限于头皮,有时可深达骨膜,但颅骨常完整无损,也不伴有脑损伤。

(2)头皮复杂裂伤　　常为钝器损伤或因头部碰撞在外物上所致,裂口多不规则,创缘有挫伤痕迹,创内裂口间尚有纤维相连,没有完全断离,即无"组织挫灭"现象,在法医鉴定中,头皮挫裂伤创口若出现"组织挫灭",常暗示系金属类或有棱角的凶器所致。伤口的形态常能反映致伤物的大小和形状。这类创伤往往伴有颅骨骨折或脑损伤,严重时亦可引起粉碎性凹陷骨折或孔洞性骨折穿入颅内,故常有

毛发、布屑或泥沙等异物嵌入,易致感染。检查伤口时慎勿移除嵌入颅内的异物,以免引起突发出血。

(3)头皮撕裂伤　大多为斜向或切线方向的暴力作用在头皮上所致,撕裂的头皮往往是舌状或瓣状,常有一蒂部与头部相连。头皮撕裂伤一般不伴有颅骨和脑损伤,但并不尽然,偶尔亦有颅骨骨折或颅内出血。这类病人失血较多,但较少达到休克的程度。

3. 头皮撕脱伤

头皮撕脱伤是一种严重的头皮损伤,几乎都是因为留有发辫的妇女不慎将头发卷入转动的机轮而致。由于表皮层、皮下组织层与帽状腱膜3层紧密相接在一起,故在强力的牵扯下,往往将头皮自帽状腱膜下间隙全层撕脱,有时连同部分骨膜也被撕脱,使颅骨裸露。头皮撕脱的范围与受到牵扯的发根面积有关,严重时可达整个帽状腱膜的覆盖区,前至上眼睑和鼻根,后至发际,两侧累及耳郭甚至面颊部。病人大量失血,可致休克,但较少合并颅骨骨折或脑损伤。

【治疗】

1. 头皮血肿

(1)皮下血肿　皮下血肿多在数天后自行吸收,无需特殊治疗,早期给予冷敷以减少出血和疼痛,24~48 h之后改为热敷以促进血肿吸收。

(2)帽状腱膜下血肿　对较小的血肿可采用早期冷敷、加压包扎,24~48 h后改为热敷,待其自行吸收。若血肿巨大,则应在严格皮肤准备和消毒下,分次穿刺抽吸后加压包扎,尤其对婴幼儿病人,须间隔1~2 d穿刺1次,并根据情况给予抗生素。血肿不消失或继续增大者,在排除颅骨骨折及颅内损伤后,可经套管针置入引流管引流数天,也可切开清除血肿并止血,严密缝合伤口,加压包扎,并应用抗生素预防感染。血肿合并感染者应切开引流。婴幼儿的帽状腱膜下血肿可导致全身有效循环血量不足,必要时尚需补充血容量之不足。

(3)骨膜下血肿　早期仍以冷敷为宜,但忌用强力加压包扎,以防血液经骨折缝流向颅内,引起硬脑膜外血肿,较大者应在严格备皮和消毒情况下施行穿刺,抽吸积血1~2次即可恢复。若反复积血则应及时行CT扫描或其他辅助检查。对较小的骨膜下血肿,亦可采用先冷敷,后热敷待其自行吸收的方法;但对婴幼儿骨膜下血肿,往往为时较久即有钙盐沉着,形成骨性包壳,难以消散,对这种血肿宜及时穿刺抽吸,在密切观察下小心加压包扎。

2. 头皮裂伤

(1)头皮单纯裂伤　处理的原则是尽早施行清创缝合,即使伤后逾时 24 h,只要没有明显的感染征象,仍可进行彻底清创一期缝合,同时应给予抗菌药物及破伤风马血清抗破伤风毒素(TAT)注射。

(2)头皮复杂裂伤　处理的原则亦应及早施行清创缝合,并常规用抗生素及TAT。对复杂的头皮裂伤进行清创时,应做好输血的准备。机械性清洁冲洗应在麻醉后进行,以免因剧烈疼痛刺激引起心血管系统等不良反应。

3. 头皮撕脱伤

应首先积极采取止血、止痛、抗休克等措施。用无菌敷料覆盖创面加压包扎止血,并保留撕脱的头皮备用,争取在 12 h 内送往有条件的医院清创。根据病人就诊时间的早迟、撕脱头皮的存活条件、颅骨是否裸露以及有无感染迹象而采用不同

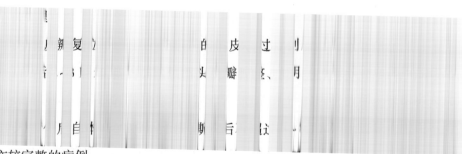

膜亦较完整的病例。

(3)晚期创面植皮　头皮撕脱伤为时过久,头皮创面已有感染存在,则只能行创面清洁及交换敷料,待肉芽组织生长后再行晚期邮票状植皮。若颅骨有裸露区域,还需行外板多处钻孔,间距约 1 cm 左右,使板障血管暴露,以便肉芽生长,覆盖裸露之颅骨后,再行种子式植皮,消灭创面。

第四节 颅骨骨折

【定义】颅骨骨折是指头部骨骼中的一块或多块发生部分或完全断裂的疾病，多由于钝性冲击引起。按骨折部位分为颅盖与颅底骨折；按骨折形态分为线形骨折、凹陷骨折、粉碎骨折等；按骨折与外界是否相通，分为开放性与闭合性骨折。

【临床表现】

1. 线形骨折

颅盖骨的线性骨折发生率最高，主要靠颅骨 X 线片确诊。骨折引起的脑损伤或颅内出血，尤其是硬膜外血肿，常因骨折线穿越脑膜中动脉而致出血，尤以儿童较多。当骨折线穿过颞肌或枕肌在颞骨或枕骨上的附着区时，可出现颞肌或枕肌肿胀而隆起，这一体征亦提示该处有骨折发生。

(1)颅前窝骨折　累及眶顶和筛骨，可有鼻出血、眶周围广泛淤血斑"熊猫眼"以及广泛球结膜下出血等表现。其中"熊猫眼"对诊断有重要意义。若脑膜、骨膜均破裂，则合并脑脊液鼻漏及(或)气颅，使颅腔与外界交通，故有感染可能，应视为开放性损伤。脑脊液鼻漏早期多呈血性，须与鼻衄区别。此外，前窝骨折还常有单侧或双侧嗅觉障碍，眶内出血可致眼球突出，若视神经受波及或视神经管骨折，尚可出现不同程度的视力障碍。

(2)颅中窝骨折　颅中窝骨折往往累及岩骨而若累及蝶骨，可有鼻出血或合并脑脊液鼻漏，脑脊液经蝶窦由鼻孔流出。若累及颞骨岩部，可损伤内耳结构或中耳腔，病人常有第Ⅶ、Ⅷ脑神经损伤，表现为听力障碍和面神经周围性瘫痪，脑膜、骨膜及鼓膜均破裂时，则合并脑脊液耳漏，脑脊液经中耳由外耳道流出；若鼓膜完整，脑脊液则经咽鼓管流往鼻咽部，可误认为鼻漏。若累及蝶骨和颞骨的内侧部，可能损伤垂体或第Ⅱ、Ⅲ、Ⅳ、Ⅴ、Ⅵ脑神经。若骨折伤及颈动脉海绵窦段，可因动静脉瘘的形成而出现搏动性突眼及颅内杂音；破裂孔或颈内动脉管处的破裂，可发生致命性的鼻出血或耳出血。

(3)颅后窝骨折　累及颞骨岩部后外侧时，多在伤后 1~2d 出现乳突部皮下淤血斑(Battle 征)。若累及枕骨基底部,可在伤后数小时出现枕下部肿胀及皮下淤血斑;枕骨大孔或岩尖后缘附近的骨折,可合并后组脑神经(第Ⅸ～Ⅻ脑神经)损伤。

2. 凹陷性骨折

多见于额、顶部,一般单纯性凹陷骨折,头皮完整,不伴有脑损伤,多为闭合性损伤,但粉碎凹陷骨折则常伴有硬脑膜和脑组织损伤,甚至引起颅内出血。

(1)闭合性凹陷骨折　儿童较多,尤其是婴幼儿颅骨弹性较好,钝性的致伤物,可引起颅骨凹陷,但头皮完整无损,类似乒乓球样凹陷,亦无明显的骨折线可见。患儿多无神经功能障碍,但当凹陷区较大较深,可有脑受压症状和体征。

(2)开放性凹陷骨折　常系强大打击或高处坠落在有突出棱角的物体上所致,往往头皮、颅骨、硬脑膜与脑均同时受累,而引起的开放性颅脑损伤。临床所见开放性凹陷骨折有洞形骨折及粉碎凹陷骨折两种类型。

①洞形凹陷骨折　多为接触面小的重物打击所致,多为凶器直接穿透头皮及颅骨进入颅腔。骨折的形态往往与致伤物形状相同,是法医学认定凶器的重要依据。骨碎□常□□□□□□□□□□□□□□□□□□□□于颅骨整□□□□□□陷骨折的□□□□②粉□□□□部颅骨凹□□□□□□□□□□□□□□□□□□□□□射状骨折。硬脑膜常为骨碎片所刺破,脑损伤均较严重,除局部有冲击伤之外,常有对冲性脑挫裂伤或颅内血肿。

【诊断】

1. 闭合性颅盖骨折

若无明显凹陷仅为线形骨折时,单靠临床征象难以确诊,常需行 X 线平片检查始得明确。即使对开放性骨折,如欲了解骨折的具体情况,特别是骨折碎片进入颅内的位置和数目,仍有赖于 X 线片检查。

2. 颅底骨折

主要依靠临床表现,X线平片不易显示颅底骨折,对诊断无益。CT扫描可利用窗宽和窗距的调节清楚显示骨折的部位,不但对眼眶及视神经管骨折的诊断有帮助,还可了解有无脑损伤,故有重要价值。对脑脊液漏有疑问时,可收集流出液作葡萄糖定量检测来确定。有脑脊液漏存在时,实际属于开放性脑损伤。

【治疗】

1. 颅盖骨折的治疗

原则是手术复位。手术指征:①骨折片陷入颅腔的深度在1cm以上;②大面积的骨折片陷入颅腔,因骨性压迫或并发出血等引起颅内压增高者;③因骨折片压迫脑组织,引起神经系统体征或癫痫者。位于大静脉窦部的凹陷骨折如引起神经系统体征或颅内压增高者也应手术整复或摘除陷入之骨折。若缺损过大,则应留待日后择期修补。术前必须做好充分的输血设备,以防止骨折整复时大出血。术后应密切观察以防出血。

2. 颅底骨折的治疗

颅底骨折多数无需特殊治疗,而要着重处理合并的脑损伤和其他并发损伤。耳鼻出血和脑脊液漏,不可堵塞或冲洗,以免引起颅内感染。多数脑脊液漏能在两周左右自行停止。持续四周以上或伴颅内积气经久不消时,应及时手术,进行脑脊液漏修补,封闭漏口。对碎骨片压迫引起的视神经或面神经损伤,应尽早手术去除骨片。伴脑脊液漏的颅底骨折属于开放伤,需给予抗生素治疗。

【预防】矿业、建筑业等行业的从业人员,应佩戴安全头盔,严格遵守从业规范;在遭遇暴力时,应注意保护头部,特别是颞部。因颞部骨骼较薄,且有脑膜中动脉走行,这里骨折容易导致脑膜中动脉破裂,引起急性的硬膜外血肿,出血量大,有出现脑疝的风险。

第五节　脑损伤

【定义】脑损伤是指暴力作用于头部造成脑组织器质性损伤。根据伤后脑组织与外界相同与否分为开放性及闭合性脑损伤。根据暴力作用于头部时是否立即发生脑损伤,分为原发性脑损伤和继发性脑损伤。

【临床表现】

1. 脑震荡

受伤当时即出现短暂意识障碍,常为数秒或数分钟,多不超过半个小时。病人有逆行性遗忘,头痛、头晕、失眠、烦躁等症状,神经系统检查无阳性体征。

2. 脑挫裂伤

受伤当时即出现意识障碍,一般时间均较长。生命体征改变多明显,出现局灶症状、颅压增高、头痛呕吐等症状。

3. 弥漫性轴索损伤

【诊断】

1. 脑震荡

有明确外伤史及一过性意识丧失、逆行性遗忘临床症状,无明显生命体征改变,亦无阳性体征。

2. 脑挫裂伤

根据外伤史、伤后有较长时间昏迷。存在神经系统阳性体征和头颅 CT 表现可明确诊断。

3. 弥漫性轴索损伤

明确颅脑外伤史,伤后及出现意识障碍、可有瞳孔大小变化,无明显神经系统局灶性定位体征,头颅 CT 可无明显异常。

4. 脑干损伤

伤后即出现昏迷并进行性加重、瞳孔多变、早期发生呼吸循环功能衰竭、出现去大脑强直及双侧病理征阳性。

【治疗】

1. 脑震荡

①伤后短时间密切观察意识、肢体活动和生命体征变化;②急性期卧床休息;③头痛时可用罗痛定对症治疗。

2. 弥漫性轴索损伤

①轻者同脑震荡,重者同脑挫裂伤;②脱水治疗;③昏迷期间防止继发感染;④重者保持呼吸道通畅,必要时行气管切开术;⑤高压氧和康复治疗。

3. 脑挫裂伤

①轻型脑挫裂伤病人,治疗同弥漫性轴索损伤;②昏迷病人保持呼吸道通畅,必要时行气管切开术;③伴有脑水肿病人应用脱水治疗;④严重脑挫裂伤伴脑水肿病人,如果出现意识障碍和神经功能损害,药物无法控制高颅压,需急诊行开颅手术。

4. 脑干损伤

主要是维持机体内外环境平衡,保护脑干功能不再继续受损,冬眠低温疗法及高压氧疗效肯定。

第六节　颅内血肿

一、硬脑膜外血肿

【定义】指头部遭受外力直接打击，产生颅骨骨折或颅骨局部变形而造成血管损伤出血，血液积聚于颅骨与硬脑膜之间的血肿。

【临床表现】

(1)大多数头部外伤后出现短暂性昏迷，局部多有伤痕和头皮血肿。

(2)剧烈头痛、恶心、呕吐、躁动，可出现一侧肢体无力、失语等。

(3)再次昏迷并加深，小脑幕上血肿时，血肿侧瞳孔先散大、对光反应消失、对侧肢体瘫痪、肌张力增高、腱反射亢进，呼吸和脉搏减慢，血压升高。晚期双侧瞳孔散大，去大脑强直和出现病理性呼吸。

【诊断】

(1)有头部外伤史，多有头皮损伤和颅骨骨折。

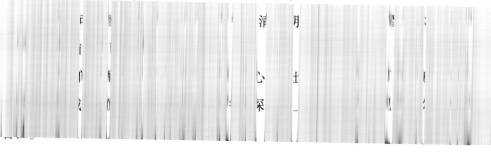

(4)颅骨 X 线片常显示骨折线跨过脑膜血管沟或静脉窦沟。幕上血肿者，超声波检查中线波向对侧移位。脑血管造影、头部 CT 或核磁共振检查可显示血肿部位和大小。

(5)颅骨钻孔探查发现硬脑膜外血肿。

【治疗】①血肿较小，症状较轻者可药物治疗，但应密切观察病情变化。②血肿较大、症状较重者立即手术治疗。③对症支持治疗。

二、硬脑膜下血肿

【定义】指位于硬脑膜与蛛网膜之间、具有包膜的血肿。

【临床表现】

1. 急性硬脑膜下血肿

由于多数有脑挫裂伤及继发的脑水肿同时存在,故病情一般多较重。如脑挫裂伤较重或血肿形成速度较快,则脑挫裂伤的昏迷和血肿所致脑疝的昏迷相重叠,表现为意识障碍进行性加深,无中间清醒期或意识好转期表现。颅内压增高与脑疝的其他征象也多在 1~3d 内进行性加重,单凭临床表现难以与其他急性颅内血肿相区别。如脑挫裂伤相对较轻,血肿形成速度较慢,则可有意识好转期存在,其颅内压增高与脑疝的征象可在受伤 72h 以后出现,属于亚急性型,此类血肿与脑挫裂伤的继发性脑水肿很难从临床表现上做出区别。少数不伴有脑挫裂伤的单纯性硬脑膜下血肿,其意识障碍过程可与硬脑膜外血肿相似,有中间清醒期,唯因其为桥静脉出血,中间清醒期可较长。

2. 慢性硬脑膜下血肿

(1)慢性颅内压增高症状如头痛、恶心、呕吐和视神经乳头水肿等。

(2)血肿压迫所致的局灶症状和体征如轻偏瘫、失语和局限性癫痫等。

(3)脑萎缩、脑供血不全症状如智力障碍、精神失常和记忆力减退等。

【诊断】应尽早施行辅助检查,明确诊断。以往多采用脑超声波、脑电图、同位素脑扫描或脑血管造影等方法协助诊断。MRI 更具优势,对 CT 呈等密度时的血肿或积液均有良好的图像鉴别。

【治疗】①对于急性硬脑膜下血肿,伤后 6h 内手术清除血肿,可降低病死率,提高功能恢复率。②慢性硬脑膜下血肿一旦出现颅内压增高症状,即应施行手术治疗,而且首选的方法是钻孔引流,疗效堪称满意,如无其他并发症,预后多较良好。

三、脑内血肿

【定义】指头部外伤以后在脑实质内出血形成的血肿。

【临床表现】以进行性意识障碍加重为主,与急性硬脑膜下血肿甚相似。其意识障碍过程受原发性脑损伤程度和血肿形成的速度影响,由凹陷骨折所致者,可能有中间清醒期。

【诊断】CT 检查示在脑挫裂伤灶附近或脑深部白质内见到圆形或不规则高密度血肿影,有助于确诊,同时可见血肿周围的低密度水肿区,同时结合临床表现可以诊断。

【治疗】①血肿较小,症状较轻者可药物治疗,但应密切观察病情变化。②血肿较大、症状较重者立即手术治疗。③对症支持治疗。

第七节　椎管内肿瘤

【定义】指生长于脊髓本身及椎管内与脊髓相邻近的组织结构(如神经根、硬脊膜、椎管内脂肪组织、血管等)的原发性肿瘤及转移性肿瘤的统称。临床上根据肿瘤与脊髓、硬脊膜的位置关系,一般将椎管内肿瘤分为髓内、髓外硬膜内和硬膜外三类。

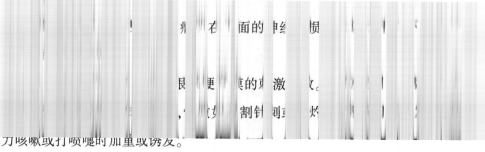

刀咳嗽或打喷嚏时加重或诱发。

(2)感觉障碍表现为受损脊髓平面以下的感觉减退或感觉异常(麻木或蚁走感)。

(3)运动障碍颈髓病变可出现四肢肌力减弱;胸腰段损害表现为下肢无力、肌张力增高及病理反射阳性等;腰骶段病变表现为马尾神经受损体征、肌张力及腱反射低下等;部分患者可伴有肌肉萎缩。

(4)直肠和膀胱功能障碍表现为括约肌功能损害,便秘、小便急促甚至大小便失禁。

（5）合并脊柱或中线部位皮肤异常可有脊柱畸形（前突或侧弯畸形），多为胚胎残余组织发生肿瘤的长期慢性压迫的结果。椎管可有发育闭合障碍表现为椎板缺如、隐性脊椎裂等；背部或腰骶部皮肤可有皮毛窦或局部毛发异常分布。

（6）脑膜炎史约10%的患儿有不明原因的脑膜炎史，其中多数为脑膜炎反复发作，各种抗生素难以控制，常见于椎管内皮样或上皮样囊肿，有皮毛窦与椎管内相通，因此易招致感染。

【诊断】椎管内肿瘤并不罕见，但是由于肿瘤性质及部位多变，临床表现复杂多样，给诊断带来一定困难。椎管内肿瘤部位主要依赖于脊髓造影、CT 扫描或MRI 等辅助检查。尤其是准确地鉴别髓内肿瘤和髓外肿瘤，更要依赖于影像学检查手段。

【治疗】

1. 保守治疗

症状轻或自发性缓解的患者可以保守治疗，并予反复、多次身体检查和 MRI 复查（注意：有复发和脊髓损伤出血的危险）。

2. 手术治疗

椎管内肿瘤尤其是髓外硬膜内肿瘤属良性，一旦定位诊断明确，应尽早手术切除，多能恢复健康。髓内室管膜瘤术中借助于显微镜有利于肿瘤完全切除。髓内胶质细胞瘤与正常脊髓分界不清，只能部分切除，但必须充分减压，缓解脊髓压迫症状，以获得较长时间症状缓解。硬脊膜外的恶性肿瘤，如病人全身情况好，骨质破坏较局限，也可手术切除，术后辅以放射治疗及化学治疗。

3. 放射治疗

凡属恶性肿瘤在术后均可进行放疗，多能提高治疗效果。放射剂量为 4000～5000 伦琴肿瘤量，疗程为 4~5 周。

4. 化学治疗

胶质细胞瘤用脂溶性烷化剂如卡氮芥（BCNU）治疗有一定的疗效。转移癌（腺癌、上皮癌）应用环磷酰胺、甲氨蝶呤等。

第十三章 心胸外科疾病

第一节 胸部创伤

一、肋骨骨折

【定义】肋骨骨折是由于在直接暴力的作用下,如打击、冲撞、跌倒、坠落、压乳等,肋骨的完整性或连续性遭受破坏。根据皮肤是否完整,肋骨骨折可分为闭合性和开放性。由于作用力的方向不同,肋骨可向内或向外折断转位。

【临床表现】

(1)局部疼痛:是肋骨骨折最明显的症状,且随咳嗽、深呼吸或身体转动等运

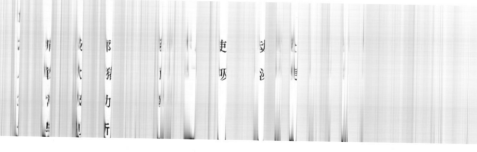

1.诊断

肋骨骨折的诊断主要依据受伤史、临床表现和 X 线胸片检查。

2.鉴别诊断

(1)肋骨骨折时,当伴有其他严重伤病时易忽略肋骨骨折的存在,如发生肺挫伤合并液气胸,心脏损伤,锁骨骨折,肩胛骨骨折及结核性胸膜炎胸膜肥厚时易造成误诊,故临床上应仔细进行鉴别。

(2)当第 7 肋以下的肋骨骨折时,由于骨折处肋间神经受刺激,产生传导性腹

痛,应注意与腹腔脏器损伤所引起的示位性腹痛相鉴别。

【治疗】

1.单纯性肋骨骨折

治疗原则是止痛、固定和预防肺部感染。

(1)口服或必要时肌内注射止痛剂。

(2)肋间神经阻滞　有较好的止痛效果,且能改善呼吸和有效咳嗽功能。肋间神经阻滞可用0.5%或1%普鲁卡因5 mL注射于脊柱旁5 cm处的骨折肋骨下缘,注射范围包括骨折肋骨上、下各一根肋骨。

(3)痛点封闭　是将普鲁卡因直接注射于肋骨骨折处,每处10 mL。

(4)预防肺部并发症　主要在于鼓励病人咳嗽、经常坐起和辅助排痰,必要时行气管内吸痰术。适量给予抗菌药和祛痰剂。

2.连枷胸

除了上述原则以外,尤其注意尽快消除反常呼吸运动、保持呼吸道通畅和充分供氧、纠正呼吸与循环功能紊乱和防治休克。

(1)当胸壁软化范围小或位于背部时,反常呼吸运动可不明显或不严重,可采用局部夹垫加压包扎。

(2)当浮动幅度达3 cm以上时可引起严重的呼吸与循环功能紊乱,当超过5 cm或为双侧连枷胸(软胸综合征)时,可迅速导致死亡,必须进行紧急处理:①首先暂时予以夹垫加压包扎,然后进行肋骨牵引固定。②在需行开胸手术的病人,可同时对肋骨骨折进行不锈钢丝捆扎和缝扎固定或用克氏针做骨髓内固定。③对于伴有严重肺挫伤且并发急性呼吸衰竭的病人,及时进行气管内插管或气管切开后应用呼吸器治疗,仍有其重要地位。

二、气胸的外科治行

(1)小量闭合性气胸可自行吸收,不需特别处理,但应注意观察其发展变化。

(2)中、大量气胸可先行胸腔穿刺,若一直抽不尽、抽气不久又达抽气前的积气量、另一侧亦有气胸、合并血胸、需行全身麻醉或需用机械通气等,均应放置胸腔闭式引流。治疗中警惕发展为张力性气胸。

（3）张力性气胸的急救在于迅速行胸腔排气解压。可用大号针头在锁骨中线第 2 或第 3 肋间刺入胸膜腔，即刻排气减压。

（4）若张力性气胸系胸壁上较小的穿透性伤口引起，应立即予以封闭、包扎及固定。

（5）疑有严重的肺裂伤或支气管断裂，或诊断出食管破裂（口服美蓝观察胸腔引流或口服碘油造影），应进行开胸探查手术。

（6）纵隔气肿和皮下气肿一般不需处理，在胸腔排气解压后多可停止发展，以后自行吸收。极少数严重的纵隔气肿，尤其偶因胸膜腔粘连而不伴明显气胸者，可在胸骨上窝做 2~3 cm 长的横切口，逐层切开皮肤、颈浅筋膜和颈阔肌，钝性分离颈部肌肉，直至气管前筋膜，切口内以纱布条作引流，气体即可从切口排出。

三、血胸

【定义】胸膜腔内积血谓之血胸。出血的来源较常为肋骨骨折断端出血经壁层胸膜上的刺破口流入胸膜腔，以及肺破裂或裂伤出血。

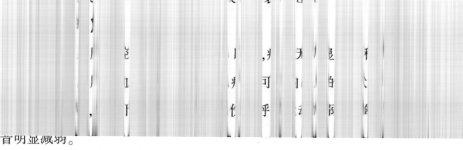

音明显减弱。

（3）大量血胸积血量在 1500 mL 以上，病人表现有较严重的呼吸与循环功能障碍和休克症状，躁动不安、面色苍白、口渴、出冷汗、呼吸困难、脉搏细数和血压下降等。查体可见伤侧呼吸运动明显减弱，肋间隙变平，胸壁饱满，气管移向对侧，叩诊为浊实音，呼吸音明显减弱以至消失。

【诊断】根据受伤史，内出血的症状、胸腔积液的体征结合 X 线胸片的表现，创伤性血胸的临床诊断一般不困难。

【治疗】血胸的治疗旨在防治休克；及早清除胸膜腔积血以解除肺与纵隔受压

和防治感染;对进行性血胸开胸探查;以及处理合并伤和并发症。

(1)小量血胸多能自行吸收,但要连续观察积血有否增多的趋势。

(2)中量血胸可行胸腔穿刺抽出积血。对于积血量较多的中量血胸和大量血胸,以及几次胸腔穿刺后又出现中量血胸,均应进行胸腔闭式引流术。

(3)对于进行性血胸,应在输血、补液及抗休克治疗下,及时进行开胸探查,根据术中所见,对胸廓的破裂血管予以缝扎;对肺裂伤进行修补;对严重肺裂伤或肺挫伤进行肺切除;对心脏或大血管破裂进行修复等。

(4)对中等量以上的凝固性血胸,应进行开胸血块清除术,清除血块和积血,剥除脏壁层胸膜表面的纤维膜、检查胸内脏器、膨胀肺、冲洗胸腔、放入适量抗菌药、安装胸腔闭式引流。

(5)对于机化性血胸应行胸膜纤维层剥脱术,一般在伤后 5 周左右进行,过晚则手术困难或肺难以复张。

(6)对于中、大量血胸病人以及开胸手术病人,需要常规应用抗菌药。

(7)对感染性血胸按急性脓胸处理,尽早作胸腔闭式引流术。凝固性血胸和纤维胸并发感染,或脓胸粘连形成多房性,应尽早行开胸手术清除脓性纤维素块和血块,并行肺皮层剥脱。全身应用足量、对细菌敏感的抗菌药。

四、肺挫伤

【概述】肺挫伤为常见的肺实质损伤,多为迅猛钝性伤所致,例如车祸、撞击、挤压和坠落等。发生率约占胸部钝性伤的 30% ~ 75%,但常由于对其认识不足、检查技术不敏感或被其他胸部伤所掩盖而被忽视或漏诊。

【临床表现】轻者仅有胸痛、胸闷、气促、咳嗽和血痰等,听诊有散在啰音。X 线胸片上有斑片状阴影(常报告为创伤性湿肺),1 ~ 2 d 即可完全吸收,血气可正常,亦称之为肺震荡。

严重者则有明显呼吸困难、发绀、血性泡沫痰、心动过速和血压下降等。听诊有广泛啰音、呼吸音减弱至消失或管型呼吸音。动脉血气分析有低氧血症,在胸片尚未能显示之前具有参考价值。

【诊断】有明确的胸部外伤病史,有典型症状如胸闷气急、气道分泌物增多、痰中带血的病例,结合体格检查伤肺闻及小水泡音或湿啰音,影像学 X 线胸片及 CT 检查,动脉血气分析,肺挫伤诊断即可成立。

【治疗】

(1)轻型肺挫伤无需特殊治疗。

(2)重型肺挫伤是引起胸部伤后急性呼吸衰竭的最常见因素,治疗在于维护呼吸和循环功能以及适当处理合并伤。

(3)连枷胸常有不同程度的肺挫伤,病理生理改变在很大程度上取决于肺挫伤,当出现急性呼吸衰竭的先兆时即应及时给予机械通气治疗。

(4)对伴有低血容量休克者,仍要及时补充血容量,合理搭配晶体与胶体液比例,保持正常的胶体渗透压和总渗透压,以后则保持液体负平衡,维持在 1600 ~ 1800 mL/d。

五、心脏损伤

(一)穿透性心脏损伤

甚至迅速死亡。②枪弹伤引起的心包裂口较大,主要表现为失血性休克。③刀刺伤的心包裂口容易被堵塞,80% ~ 90% 发生心包填塞。心包填塞有利于减少心脏出血,病人生存机会反而较有出血但无心包填塞者为多,然而,如不及时解除,则很快导致循环衰竭。

【诊断】仔细了解致伤物和伤道、迅速诊断出心包填塞、奇脉的存在、对心脏穿透伤的诊断很有帮助。超声心动图对心包填塞和心脏异物的诊断帮助较大,且能估计心包积血量。

【治疗】初到急诊室救治的心脏穿透伤伤员可分为 4 类:①死亡:入院前已无生

命体征；②临床死亡：送院途中有生命体征，入院时无生命体征；③濒死：半昏迷、脉细、测不到血压、叹息呼吸；④重度休克：动脉收缩压小于 80 mmHg，神志尚清。第一类是救不活的，第二、三类需立即开胸复苏。第四类可先扩容再开胸，如情况不改善也必须立即开胸复苏。

急救和复苏措施包括：①迅速气管内插管，机械通气。②建立大口径静脉快速扩容通道，可用套管针穿刺几处大静脉，快速静脉输血、补液 1000~3000 mL，以提高心脏充盈压。③建立中心静脉压测量装置。④如有血气胸，予以闭式引流。⑤疑有心包填塞者立即行心包穿刺，诊断并解压，最好用塑料套管针穿刺，抽出血液后可将塑料管保留直至手术。⑥若心包穿刺未抽出血液，临床上又高度怀疑心包填塞，可紧急在局麻下进行心包开窗探查术。⑦已经心跳停止者需行开胸心脏复苏，胸外按压不仅无效，且能加重出血和心包填塞。心脏穿透伤均应手术修补。⑧术后加强心电图和血液动力学监护，以及复苏后续治疗。注意观察有无继发性出血、残余症和并发症。常规给予破伤风抗毒素和抗菌药。

（二）钝性心脏损伤

【概述】心脏钝性闭合伤约占胸部伤的 10%~25%，但由于常对其缺乏警惕、轻者表现不明显或被其他损伤所掩盖而致漏诊。临床上心脏闭合伤常为几种因素联合作用所致。大多数为交通事故伤引起。

【类型及临床表现】心脏钝性伤可起引不同程度和类型的损伤，包括：

（1）心包损伤、挫伤或破裂　单纯心包破裂很少见，一般合并于心脏其他部位损伤。

（2）心肌挫伤　大多数表现为心绞痛和心律紊乱。心绞痛可伴呼吸困难或休克，常不为扩冠药物所缓解。心律紊乱多为心动过速、期前收缩和阵发性房颤。

（3）心脏破裂　大多数发生在受伤即刻，引起大出血或心包填塞，在病情相对平稳后易突发严重胸痛和心包填塞。

（4）创伤性心内间隔缺损　多为室间隔破裂所致。

（5）瓣膜损伤　以主动脉瓣最多，撕裂或穿孔，其次为二尖瓣，常为腱索或乳头肌断裂。

（6）冠状动脉损伤　多为左冠前降支裂伤。

（7）创伤性室壁瘤　为心肌挫伤后坏死或冠状动脉阻塞引起的真性室壁瘤。心脏闭合伤常有合并伤，如胸骨和肋骨骨折及血气胸等。

【诊断】单纯心肌挫伤很少阳性体征，心电图检查诊断价值较大，表现为 ST 段抬高和 T 波倒置低平。血清磷酸肌酸激酶同功酶 CK－MB 和乳酸脱氢酶同功酶 LDH_1 和 LDH_2 有诊断价值。

【治疗】心肌挫伤的治疗在于对症处理，控制心律紊乱和防治心力衰竭，并观察有无室壁瘤发生。

六、胸腹联合伤

（一）穿透性胸腹联合伤

【概述】战时多见，约占胸部穿透伤的 10%～27%。绝大多数病例的致伤物经胸部进入腹部，少数由腹部进入胸部。两侧膈肌损伤的发生率大约相等，或左侧稍多于右侧。在胸部，常有肺损伤、胸壁血管损伤和肋骨骨折等，引起血胸或（和）气

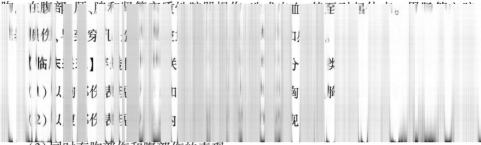

（3）同时有胸部伤和腹部伤的表现。

（4）严重创伤性休克，胸腹部伤的表现均不突出。

【治疗】

（1）穿透性胸腹联合伤的治疗首先在于防治休克。

（2）一般均需手术治疗。通常胸部伤仅需行胸腔闭式引流术，腹部伤须行剖腹探查处理腹内脏器损伤，同时修补膈肌破裂。

（3）若有进行性血胸或持续性大量漏气时，必须紧急开胸探查处理胸内脏器损伤，接着剖腹探查处理腹内脏器伤。尽量避免做胸腹联合切口。

（4）右侧胸腹联合伤伴肝破裂时，以经胸切口和扩大膈肌裂口修复较为容易。

（5）治疗中注意补充血容量和水与电解质平衡，纠正酸中毒。

（二）闭合性膈肌破裂

【概述】平时多见，约占严重胸部伤的4%~7%，占严重腹部伤的22%。大多数为交通事故伤引起，其次是高处坠落、塌方或挤压等。膈肌破裂绝大多数为左侧，少数为右侧或双侧。伴随隔肌破裂而进入胸腔的脏器以胃为最多见，依次为脾、结肠、网膜、小肠和肝脏等。

【临床表现】临床上可分为三种类型：

（1）急性型　临床上表现为呼吸困难、发绀、心率加速，甚至出现休克。检查时可见伤侧胸部膨隆，纵隔向对侧移位，叩诊呈鼓音，听诊呼吸音减弱，有时可听到肠鸣音。

（2）迁延型　指经抢救伤情平稳或趋于恢复阶段者。若膈肌裂口不大，为大网膜封闭，可完全不出现症状。若部分腹腔脏器进入胸腔内而又未形成梗阻或绞窄，病人可仅表现为腹部不适，亦可有恶心、呕吐、胸骨后疼痛，疼痛可放射至肩部，在饱食后症状加重，可被误诊为溃疡病、胆道疾病，甚至心肌梗死等。

（3）梗阻或绞窄型　进入胸腔的脏器（主要是胃及肠）可发生梗阻或绞窄，出现严重的胸痛、腹痛、呕吐等症状，可在伤后数小时、数月，甚至若干年后发生。

【治疗】一旦确定诊断，均应及早手术治疗。

1. 术前准备

纠正水、电解质及酸碱平衡失调，维持生理状况的基本稳定，放置胃管减压，以减轻进入胸腔为膨胀的胃对心肺的影响及避免麻醉诱导时呕吐，配血待用，按全身麻醉术前给药。

2. 手术方法

急性期如无其他需要开胸指征，多主张经腹切口，其优点是早期腹腔无明显粘连，进入胸腔内的脏器易于还纳入腹腔，也易于处理腹腔内脏损伤。对损伤时间较久，又无腹腔病变者，可经胸手术，尽量避免采用胸腹联合切口。手术时将进入胸腔的脏器还纳入腹腔后,修剪破裂的膈肌边缘,在无张力情况下,用粗丝线间断全层缝合,缝合距缺损边缘 1 cm,如膈缺损过大,可采用自体游离植片或人造材料修补。术后应持续胃肠减压,防止腹胀,积极防治肺部并发症,使受压萎陷的肺及时复张。

第二节 脓 胸

一、急性脓胸

【概述】急性脓胸主要是由于胸膜腔的继发性感染所致。常见的原因有:肺部感染、邻近组织化脓性病灶、胸部手术、胸部创伤、败血症或脓毒血症、自发性气胸、其他原因所致的胸腔积液经反复穿刺或引流后并发感染、自发性食管破裂,纵隔畸胎瘤感染等,穿入胸腔均可形成脓胸。

【临床表现】

(1)患者常有胸痛、发热、呼吸急促、脉快、周身不适、食欲不振等症状,如为肺

1. 控制感染

根据病原菌及药敏试验选用有效足量的抗菌药,以静脉给药为好,观察疗效并及时调整药物和剂量。

2. 排除脓液

是脓胸治疗的关键。应尽早施行胸腔闭式引流,排尽脓液,促使肺早日膨胀。

3. 全身支持治疗

应包括给予高蛋白、高热量、高维生素饮食,鼓励多饮水。必要时静脉补液并

输血。

二、慢性脓胸

【定义】急性脓胸经过 4~6 周治疗脓腔未见消失,脓液稠厚并有大量沉积物,提示脓胸已进入慢性期。

【临床表现】

(1)长期感染、慢性消耗,常使患者呈现慢性全身中毒症状,如低热、乏力、食欲不振、消瘦、营养不良、贫血、低蛋白血症等。有支气管胸膜瘘者,咳大量脓痰,且与体位有关。合并皮肤瘘时,有脓液自瘘口外溢。

(2)查体可见患侧胸廓下陷、肋间隙窄、呼吸运动减弱或消失,叩诊呈实音,纵隔心脏向患侧移位,呼吸音减弱或消失,脊柱侧弯,杵状指(趾)。

【治疗】慢性脓胸的治疗原则是消除致病原因,闭合脓腔。绝大多数病人需手术治疗。在治疗过程中,必须注意全身情况,鼓励病人多活动,增强心肺功能。补充营养,提高血浆蛋白、纠正贫血,应将其血红蛋白提高到 10g/dl 以上,痰量及脓液排出减少至最低水平,方可进行较大的手术。

1.改进引流

对于已做了引流但引流管过细,或引流管的位置不合适,长期潴脓影响愈合,则应重新置管引流。

2.胸膜纤维板剥脱术

范围较大的慢性脓胸,剥除脏、壁层胸膜上的纤维板,即彻底切除脓腔壁,解除纤维包膜对肺组织的束缚和对胸壁的固定,肺可重新扩张,脓腔消失,胸廓的呼吸运动亦可得以恢复。

3.胸膜内胸廓改形术

切除脓腔外侧壁的肋骨和增厚的壁层胸膜,使其余的胸壁软组织塌陷并与脓腔内侧壁对合,并清除脏层胸膜表面的肉芽组织,以促进脓腔消失,若脓腔较大还可利用背阔肌、前锯肌等带蒂肌瓣充填。

4. 胸膜外胸廓改形术

切除患侧部分肋骨和增厚的脏层胸膜纤维板,使胸壁塌陷脓腔闭合,而达到治疗目的。适用于胸膜增厚不太严重而肺内又有病变,如活动性结核,或做包膜剥脱后肺不能膨胀的病例。

5. 胸膜肺切除术

如慢性脓胸同时合并有肺内广泛严重病变,如有结核空洞、支气管扩张或高度狭窄等,其他手术方法还不能根治,则为施行胸膜全肺切除或胸膜肺叶切除的适应证。但此类手术较为复杂,出血多,危险性较大,手术适应证应严格掌握。

三、胸壁结核

【概述】胸壁结核为最常见的胸壁疾病,其病变可能侵犯胸壁各种组织。常见于 30 岁以下的青年人,男性较多。大多数病人症状不明显,或有轻度疼痛。胸壁结核绝大多数为继发性感染。最常见的原发病变是肺结核、胸膜结核或纵隔淋巴结核。

【临床表现】___胸壁结核___症状_____中,亦可能有轻微_____性_____可_____白色脓液或少量_____化___细_____长逐__长_____久不愈合的慢性道,长期流脓。

【诊断与鉴别诊断】最可靠的诊断方法是从穿刺脓液中找到结核杆菌,或取窦道处肉芽组织病理活检,X 线检查对胸壁结核的诊断很有帮助。应与以下疾病相鉴别:

1. 化脓性胸壁脓肿

局部有急性炎症表现,并常有全身感染症状,病程较短且于脓腋中多可查到化脓菌。

2. 脊柱结核及脊柱旁脓肿

脊柱 X 线检查即可确诊。

3. 外穿性结核性脓胸

包块经穿刺后,可见明显缩小,然后不久又可迅速隆起。胸部 X 线检查即可确定诊断。

4. 乳房结核

一般位于女性胸大肌浅部,前胸壁乳房处。临床上较少见。

5. 胸壁肿瘤

常见的胸壁肿瘤有软骨瘤、软骨肉瘤、纤维肉瘤、神经纤维瘤及海绵状血管瘤,诊断时应加以区别。

6. 肋软骨病

多见于青年女性,病变常累及一侧或双侧的第 2~4 肋软骨,受累的肋软骨明显隆起压痛较轻,可行局部注射可的松醋酸酯 50 mg,如保守治疗无效可考虑行手术切除。

【治疗】胸壁结核必须加强病人机体的抵抗力及抗结核药物治疗。

(1)在合并有活动性肺结核或较广泛的肺门淋巴结核病人,不应采取手术治疗。

(2)有在肺部或全身其他部位的结核病得到有效控制和基本稳定以后,方可对胸壁结核施行手术治疗,彻底切除脓肿、窦道及破坏的肋骨,然后放引流条,创口内留置链霉素 2g,彻底止血后,缝合伤口,加压包扎。术后继续应用抗结核药物三个月以上。

(3)对于较小的胸壁寒性脓肿,可试行穿刺排脓及腔内注射抗结核药物治疗,在尽量抽空积脓之后,注入链霉素 0.5g,并行加压包扎,1 次/3 日,再配合全身药物治疗,有部分病人可获痊愈。

(4)对单纯的胸壁结核脓肿,不应进行切开引流。已有继发感染的病例,应先行切开引流,并用抗菌药控制感染,等继发性炎症完全控制后,再作病灶切除治疗。

第三节　食管疾病

一、食管癌

【概述】食管癌是人类较常见的恶性肿瘤之一,发生于食管黏膜上皮的基底细胞,绝大多数是鳞状上皮细胞癌(95%),腺癌起源于食管者少见,多位于食管末端。

【临床表现】

1. 早期表现

(1)咽下食物梗噎感,常因进食固体食物引起,第一次出现梗噎感后,不经治疗而自行消失,隔数日或数月再次出现。

(2)胸骨后疼痛,常在咽下食物后发生,进食粗糙热食或刺激性食物时加重。

(3)食物通过缓慢并有滞留感。

(4)剑突下烧灼样刺痛,轻重不等,多在咽下食物时出现,食后减轻或消失。

(2)疼痛和呕吐　见于严重吞咽困难病例,多将刚进食之食物伴同唾液呕而呈黏液状。疼痛亦为常见症状,多位于胸骨后、肩胛间区,早期呈间歇性,出现持续而严重的胸痛或背痛、需用止痛剂止痛者,为晚期肿瘤外侵的征象。

(3)贲门癌患者可出现便血、贫血。

(4)体重下降及恶病质因长期吞咽困难,引起营养障碍,体重明显下降,消瘦明显。出现恶液质是肿瘤晚期的表现。

(5)邻近器官受累的症状肿瘤侵及邻近器官可引起相应的症状。

【诊断与鉴别诊断】

1. 病史

2. X 线食管钡餐造影

是诊断中晚期食管癌的主要方法。可见食管黏膜纹中断,紊乱,管腔有不同程度的狭窄,充盈缺损、龛影、管壁扩张受限、僵直等。早期病变可无阳性发现。

3. 食管拉网细胞学检查

食管拉网细胞学检查的阳性率为90%。

4. 纤维食管镜检查

这是诊断食管癌比较可靠的方法,可同时做腔内黏液涂片和取活体组织检查。本病应与食管良性肿瘤、贲门痉挛、食管瘢痕狭窄等疾病鉴别。

【治疗】外科手术是食管癌治疗的首选方案。凡符合以下条件者,以积极手术治疗为宜。

1. 适应证

①病人全身情况良好,心、脑、肺、肝、肾等主要脏器功能基本正常,估计能耐受手术者。②无远处转移。③局部病变可以切除者。

2. 手术方法

部分食管切除术,食管胃吻合术或用肠管重建食管。

3. 非根治性手术

对于不能手术切除的病例可作腔内置管术,食管胃底吻合术,或胃造瘘术。

二、贲门失弛缓症

【定义】贲门失弛缓症又称贲门痉挛。其主要病理改变为食管壁间神经丛的节细胞数量减少,甚至消失,可累及整个胸段食管,但以食管中下部最为明显。发病年龄多见于青壮年,病因不明。

【临床表现】

(1)主要症状为吞咽困难,早期为间歇性,暴饮、暴食或吃过冷、过热食物后容易发作。

(2)随着病程增长,由间歇性可变作持续性。其一显著的特点是下咽费力,每餐进食时间明显延长。

(3)进食后呕吐、反流,与饮食无关的胸骨后或剑突下绞痛。

(4)大多数青壮年患者虽有下咽困难,病程持续数年,但全身情况不受影响,此点与食管癌患者不同。

【诊断与鉴别诊断】依据临床表现、钡餐检查、胃镜检查等可做出诊断。应与心绞痛、食管神经官能症(如癔球症)、食管癌、贲门癌、继发性贲门失弛缓症等疾病鉴别。

【治疗】

(1)一般采用降低迷走神经兴奋的药物,如阿托品、颠茄类、罂粟碱、麦角胺、腾喜龙降低食管下括约肌张力缓解疼痛和吞咽困难,但药物治疗效果不佳。

(2)采用机械扩张,如果施力得当,压力合适,对病变不太严重的病例可获得

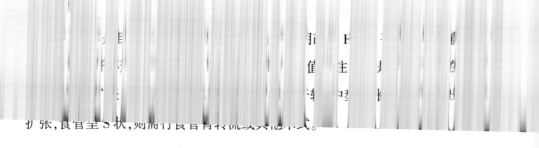

扩张,食管至S状,则需行食管肌膜纵其他术式。

第四节　肺部疾病

一、肺癌

【概述】肺癌大多数发生于各级支气管黏膜及其腺体的上皮细胞,亦称支气管肺癌,临床上则通称为肺癌。

1. 大体分型

可分为中央型肺癌和周围型肺癌。

2. 组织学类型

可分为鳞状细胞癌(鳞癌)、腺癌、小细胞癌(小细胞未分化癌)和大细胞癌。

3. 转移与扩散

主要有直接扩散、淋巴转移和血行转移三种。

4. 分期

TNM 为国际通用的统一分期标准。

(1)T 代表原发肿瘤,N 区域淋巴结,M 远处转移。

(2)Tx:细胞学阳性;Tis:原位癌;$T_1 \leq 3$ cm;T_2:>3 cm/侵及肺门区/侵及脏层胸膜/部分肺不张;T_3:侵及胸壁,膈肌、心包、纵隔胸膜,全肺不张;侵入纵隔、心包、大血管、气管、食管、癌性胸水。

(3)N_1:支气管旁、同侧肺门;N_2:同侧纵隔。N_3:对侧纵隔、斜角肌或锁骨上。

(4)M_0:无远处转移;有远处转移。

(5)TNM 分期:0 期(Tis $N_0 M_0$);I_A($T_1 N_0 M_0$);I_B($T_2 N_0 M_0$);II_A($T_1 N_1 M_0$);II_B($T_2 N_1 M_0$,$T_3 N_0 M_0$);III_A($T_3 N_1 M_0$,$T_{1\sim3} N_2 M_0$);III_B(T_4 任何 N M_0,任何 T $N_3 M_0$);IV(任何 T 任何 N M_0)。

【临床表现】

(1)癌肿在较大的支气管内生长,常出现刺激性咳嗽。

(2)癌肿增大影响支气管引流,继发肺部感染时可以有脓痰。

(3)血痰,通常为痰中带血点、血丝或间断少量咯血;有些病人即使出现一两次血痰对诊断也具有重要参考价值。

(4)有的病人由于肿瘤造成较大支气管阻塞,可以出现胸闷、气短、发热和胸痛等症状。

(5)晚期肺癌压迫邻近器官、组织或发生远处转移时,可以产生:①压迫或侵犯膈神经,引起同侧膈肌麻痹;②压迫或侵犯喉返神经,引起声带麻痹声音嘶哑;

③压迫上腔静脉引起面部、颈部、上肢和上胸部静脉怒张、皮下组织水肿、上肢静脉压升高;④侵犯胸膜,可以引起胸腔积液,多为血性;⑤癌肿侵入纵隔,压迫食管,可引起吞咽困难。

(6)少数肺癌,由于癌肿产生内分泌物质,临床上呈现非转移性的全身症状:如骨关节综合征(杵状指、关节痛、骨膜增生等)、Cushing 综合征、重症肌无力、男性乳腺增大、多发性肌肉神经痛等肺外症状。这些症状在切除肺癌后可能消失。

【诊断与鉴别诊断】

1. 诊断

早期诊断具有重要意义。对 40 岁以上人员定期进行胸部 X 线普查;对中年人久咳不愈或出现血痰或 X 线检查发现肺部块影者,应考虑肺癌的可能,进一步做周密检查。

2. 鉴别诊断

应注意与肺结核、支气管肺炎、肺脓肿、肺部良性肿瘤等鉴别。

【治疗】

1. 手术疗法

手术治疗的目的是……的转……健康肺组织。

(1)肺切除术的范……肺叶切除术;中心型肺癌……疗,约半数病人可获得长期生存。

(2)手术禁忌证　①胸外淋巴结(锁骨上、腋下)转移;②远处转移,如脑、骨、肝等器官转移;③广泛肺门、纵隔淋巴结转移;④胸膜转移,癌肿侵入胸壁和肋骨,虽然可以与病肺一并切除,但疗效不佳,肺切除术应慎重考虑;⑤心肺、肝、肾功能不全,全身情况差的病人。

2. 放射疗法

放射治疗是局部消除肺癌病灶的一种手段。在各型肺癌中,小细胞肺癌对放射疗法敏感性较高,鳞癌次之,腺癌和细支气管肺癌最低。

3.药物疗法

(1)化学疗法 低分化的肺癌,特别是小细胞肺癌疗效较好。化疗可以单独用于晚期肺癌病例,以缓解症状或与手术、放疗综合应用,以防止癌转移、复发、提高治愈率。常用化疗药物有:环磷酰胺、氟尿嘧啶、丝裂霉素 C、阿霉素、甲基节肼、长春新碱、甲氨蝶呤、洛莫司汀(环己亚硝脲)、顺铂等。

(2)中医中药疗法 按病人症状、脉象、舌苔应用辨证论治法进行治疗,部分病人的症状得到改善,寿命延长。

4.免疫疗法

(1)特异性免疫疗法 用经过处理的自体肿瘤细胞或加用佐剂,作皮下接种进行治疗。

(2)非特异性免疫疗法 用卡介苗、短小棒状杆菌、转移因子、干扰素、白细胞介素-2 等以激发人体免疫功能。

二、肺脓肿

【概述】肺脓肿是一种肺内化脓性和有空洞形成的病变。急性肺脓肿多数可经药物治疗而愈,但如治疗不及时、不彻底,则可转为慢性肺脓肿,则需外科手术治疗。

【临床表现】

(1)肺脓肿发病急剧,往往有上呼吸道感染、肺炎、支气管炎以及口腔病灶等经过。

(2)初期症状包括发冷发烧、全身不适、胸痛、干咳等。

(3)经药物治疗,急性症状有好转,但未能全部消除,逐步转为慢性肺脓肿,主要症状为咳嗽、咳脓痰、咯血、间断发热及胸痛等。其咳痰量多、黏稠、脓性、有臭味。

(4)体格检查。患者肺部叩诊呈浊音,听诊有各种啰音及管性呼吸音,少数病例可听到胸膜粘连血管杂音。病程较久者常有杵状指。

【诊断】根据病史、结合白细胞总数和中性粒细胞显著增高,肺野大片浓密炎性阴影中有脓腔及液平面的 X 线征象,可做出诊断。血、痰培养,包括厌氧菌培养,分离细菌,有助于做出病原诊断。

【治疗】肺脓肿病期在三个月以内者,应采用全身及药物治疗。包括抗生素全身应用及体位引流,局部滴药、喷雾及气管镜吸痰等。经上述治疗无效则考虑外科手术治疗。

1. 手术适应证

①病期在三个月以上,经内科治疗病变未见明显吸收,而且持续或反复发作有较多症状者;②慢性肺脓肿有突然大咯血致死的威胁,或大咯血经积极药物治疗仍不停止者,应及时手术抢救;③慢性肺脓肿如因支气管高度阻塞而感染难以控制者,应在适当准备后进行肺切除;④慢性肺脓肿与其他病灶并存,或不能完全鉴别,如结核、肺癌、肺霉菌感染等,也需要肺切除治疗。

2. 术前准备

包括改善病人全身情况,加强营养,间断输血,全身用抗生素,体位排痰,局部

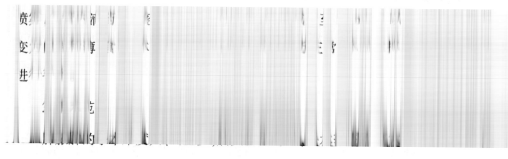

做肺段或部分肺叶切除,而多数是超过肺叶范围,甚至需要全肺切除。

4. 手术并发症

常见的有失血性休克,支气管瘘及脓胸、吸入性肺炎、食管瘘等。

三、支气管扩张的外科治疗

支气管扩张的定义、临床表现、检查项目、诊断及鉴别诊断见第二章。

【治疗】由于支气管扩张是一种不可逆性的病理改变,内科药物抗感染治疗支

气管和肺部炎症症状虽可缓解,但不能根治。因此一旦确诊,就应手术治疗。

1. 手术适应证

根据病史、临床表现和支气管造影明确诊断的病人,若一般情况和体质较好,又无心、肺和肾脏器质性病变,可按下列情况选择手术方式。

(1)单侧一叶支气管扩张,可行肺叶切除术。

(2)单侧支气管扩张,病变范围超过一个肺叶,可考虑作双肺叶或肺叶加肺段切除术。

(3)一侧各肺叶都有支气管扩张,对侧无明显病变,结合病人肺功能检查分析,可考虑施单侧全肺切除术。

(4)支气管扩张病变累及双侧肺叶,可根据病人情况,先用双侧肺叶同期切除和分期肺叶切除术。

(5)支气管扩张大咯血病人,药物治疗仍咯血不止时,紧急做支气管镜检查,若能明确出血来自病肺者,可施行急诊肺叶切除术。

2. 手术禁忌证

①病人一般情况差,合并心、肝、肾功能不全,不能耐受手术者;②双侧广泛性支气管扩张,心肺功能明显损害者;③合并肺气肿,哮喘或有肺心病的老年人;④支气管扩张合并急性感染,未得到控制者。

四、肺包虫囊肿

【定义】肺包虫囊肿,亦称肺棘球绦虫囊肿,多发生于牧区,在我国以西北新疆、青海、甘肃和内蒙古等地较为常见,亦偶见于其他地区。肺包虫囊肿是犬绦虫的幼虫在人体肺内寄生所致。犬类是这种绦虫的终宿主,人、羊、猪、牛等均可能为其中间宿主。

【临床表现】肺包虫囊肿有的无症状,当囊肿逐渐长大引起压迫或并发感染时,则可能有胸痛、咳嗽、咳痰、咯血等症状。囊肿有时也可能破裂,有囊液或小囊进入支气管内,病人则有阵发咳嗽、发热或其他过敏反应,如休克、皮疹等。咳出物呈黏液状,并可能有囊壁的断片或子囊,状如粉皮。

【诊断与鉴别诊断】根据病史、临床症状和实验室检查资料可以诊断。

肺包虫囊肿需与支气管肺囊肿、支气管肺癌、肺内转移瘤、纵隔肿瘤以及局限型脓胸等相鉴别。

【治疗】肺包虫囊肿多需外科治疗。目前尚无有效的药物治疗。囊肿穿刺可能引起严重反应或并发症，应视为禁忌。手术方法有以下几种：

1. 囊肿摘除术

适用于较浅位的单纯囊肿。开胸后，显露囊肿并用纱垫保护周围组织。在囊肿外囊之外，进行剥离解剖，遇有小血管及小支气管随时予以结扎缝合，直至囊肿全部剥除，然后进行止血及缝补小支气管孔。此种方法，手术当时较麻烦，但术后肺部复张较好，无残囊存在。术中注意避免切破囊腔或损伤较大血管

2. 肺叶或肺段切除术

如系单个囊肿，且邻近肺部有感染或因囊肿压迫而有继发病时，以行肺叶或肺段切除较为理想，治疗效果良好，并发症亦少见。

五、肺大疱

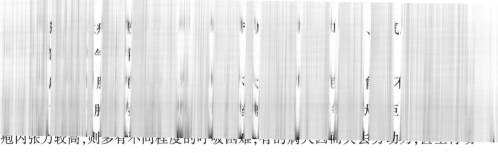

疱内张力较高，则多有不同程度的呼吸困难；有的病人因呼吸费力，而整个体力亦受到限制。严重肺气肿并发肺大疱，则能促使肺源性心脏病的发生，或是加重肺源性心脏病的发展。

并发自发性气胸时，则有突然胸痛，呼吸困难，在有严重张力气胸的病例，呼吸困难相应加重，并可出现发绀。

【诊断与鉴别诊断】

1. 诊断

主要有赖于 X 线检查，但并不可忽视病史、症状和体征。

2. 鉴别诊断

应注意与肺小泡、肺囊肿、实质内肺大疱、气胸等相鉴别。

【治疗】

(1)对于较局限的肺大疱,病人如无明显症状,不必急于考虑外科治疗,可随诊观察,有的病人可因小支气管阻塞消除,肺大疱也可随之消失。

(2)肺大疱已较长期存在,而又明显影响呼吸功能者,应行外科手术治疗。肺大泡外科治疗的原则,是既要解除大泡的压力,又要尽可能保存有功能的肺组织,不可轻易进行肺切除术。

第五节　心脏疾病

一、心包疾病

(一)急性化脓性心包炎的外科治疗

急性化脓性心包炎的定义、临床表现、检查项目、诊断及鉴别诊断见本书第一章。

(1)全身治疗静脉给足量有效抗菌药行抗菌治疗。同时加强全身支持,少量多次输新鲜血,高蛋白、高维生素饮食,维持电解质平衡,必要时物理降温。

(2)心包穿刺术适用于病变早期,渗出液尚稀薄时的排脓和心包腔内注入抗菌药。穿刺视积液多少,可选用剑突下入路或胸骨旁入路。每次排脓并注入抗菌药。

(3)心包切开引流术适用于经反复心包穿刺治疗而病情无明显改善的患者。

(4)心包部分切除术适用于久病,已发展为慢性缩窄性心包炎的患者。

(二)慢性缩窄性心包炎的外科治疗

慢性缩窄性心包炎的定义、临床表现、检查项目、诊断及鉴别诊断见本书第一章。慢性缩窄性心包炎一旦确定诊断,应尽早手术治疗。

术前应根据病人情况做好准备工作。如限制钠盐、适当应用利尿剂,维持水电解质平衡,加强营养,补充蛋白质、维生素、小量输血或血浆、结核性病人抗结核治疗,以及适量排除胸水腹水等。常采用纵劈胸骨入路或左前外剖胸切口。

一、风湿性心脏病的外科治疗

(一)二尖瓣狭窄

二尖瓣狭窄的定义、临床表现、检查项目、诊断及鉴别诊断见本书第一章。

(1)二尖瓣狭窄无明显症状的心功能 I 级患者不需手术治疗。心功能 II、III 级患者应行手术治疗。心功能 IV 级者应行强心、利尿等治疗,待心功能改善后再行手术。伴有心房纤颤、肺动脉高压、体循环栓塞及功能性三尖瓣关闭不全者亦应手术,但手术危险性增大。有风湿活动或细菌性心内膜炎者应在风湿活动及心内膜炎完全控制后 6 个月再行手术。

(2)手术方法 二尖瓣狭窄的手术有二尖瓣交界分离术及二尖瓣替换术两类。前者又分闭式及直视分离术两种。

(二)二尖瓣关闭不全

二尖瓣关闭不全的

二尖瓣关闭不全有症状

形术及替换术两种。

(三)主动脉瓣狭窄

主动脉狭窄的定义、临床表现、检查项目、诊断及鉴别诊断见本书第一章。主动脉轻度狭窄无症状者,无需治疗,但需要定期复查。如一但出现晕厥、心绞痛、左心功能不全等症状考虑重度狭窄,内科治疗效果不明显,需要介入或手术治疗。

三、冠状动脉粥样硬化性心脏病的外科治疗

冠状动脉粥样硬化性心脏病的定义、临床表现、检查项目、诊断及鉴别诊断见本书第一章。自从 1967 年 Favaloro 采用大隐静脉行升主动脉-冠状动脉旁路移植

术以来,疗效良好,此项手术获得迅速推广。

手术适应证:①药物治疗无效的心绞痛;②左冠状动脉主干病变,若不手术治疗患者多在3~4年内死亡;③3支冠状动脉均有病变;④急性心肌梗死并发症如室壁瘤、室间隔穿孔及二尖瓣关闭不全应先在内科治疗,病情稳定后行手术治疗。

第十四章　普通外科疾病

第一节　颈部疾病

一、甲状腺腺瘤

【定义】是起源于甲状腺滤泡细胞的良性肿瘤,是甲状腺最常见的良性肿瘤。好发于甲状腺功能的活动期。临床分滤泡状和乳头状实性腺瘤两种。

【临床表现】好发40岁以下女性,一般均为甲状腺体内的单发结节。圆形或椭圆形,表面光滑,边界清楚,质地韧实,与周围组织无粘连,无压痛,可随吞咽上下

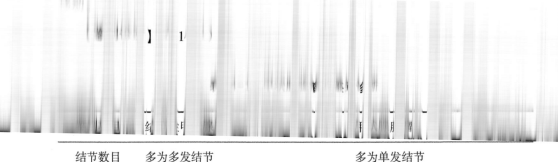

结节数目	多为多发结节	多为单发结节
流行地区	甲状腺肿流行病区	非甲状腺肿流行病区
结节特点	单发结节无完整包膜,界限也不清楚	单发结节有完整包膜,界限清楚

【治疗】甲状腺腺瘤有癌变的可能,并可引起甲状腺功能亢进症,故应早期手术切除。手术是最有效的治疗方法,无论肿瘤大小,目前多主张做患侧腺叶切除或腺叶次全切除而不宜行腺瘤摘除术。

二、结节性甲状腺肿

【定义】结节性甲状腺肿又叫腺瘤样甲状腺肿。多数有单纯性甲状腺肿病史，至晚期则多形成多发结节。

【临床表现】

(1)长期单纯性甲状腺肿的病史。

(2)结节性甲状腺肿可出现甲状腺功能亢进症。

(3)自碘缺乏地区的结节性甲状腺肿患者,其甲状腺功能可有低下表现,临床上也可发生心率减慢、水肿与皮肤粗糙及贫血表现等。少数患者也可癌变。

【治疗】用甲状腺制剂治疗。给甲状腺粉(片),1~2 次/日,口服。治疗后肿大结节缩小者可继续使用至完全消失,治疗后结节不消失者,应采用切除甲状腺结节治疗,治疗期间应观察甲状腺功能变化。

三、甲状腺癌

【定义】甲状腺癌是来源于甲状腺上皮细胞的恶性肿瘤。

【临床表现】

1. 局部转移症状

颈部出现硬而固定的淋巴结。

2. 局部压迫症状

压迫喉返神经导致患者出现声音嘶哑、侵犯食管出现吞咽困难及体重减轻、侵犯或压迫到气管则出现呼吸困难。

3. 远处转移症状

脑部转移可引起头痛及呕吐、肺部或纵隔腔转移引起咳嗽、咳血及胸部不适、骨转移可造成病理性骨折引起疼痛、脊髓转移引起手脚酸麻或无力等。

4. 伴随症状

甲状腺髓样癌患者可出现腹泻、心悸、脸面潮红和血钙降低等症状。

【鉴别诊断】(表 14-2)

表 14-2　甲状腺癌与结节性甲状腺肿的鉴别诊断

鉴别项目	甲状腺癌	结节性甲状腺肿
病程	病史较短	病史较长
压迫症状	易出现压迫症状	不易出现压迫症状
结节特点	单发结节,边界不清,质硬	多发结节,结节大小不一,平滑,质软
治疗效果	无明显变化	服用甲状腺制剂后,腺体可对称性缩小

【治疗】

1. 外科治疗

手术切除:除未分化癌其余乳头状癌、滤泡状腺癌、髓样癌都应积极手术切除。

2. 化学治疗

分化型甲状腺癌对化疗反应差,仅有选择的和其他治疗方法联用于一些晚期

未分化癌的治疗主要是放射治疗。

5. 生物细胞治疗

四、颈部肿块

根据发病原因,一般将颈部肿块分为先天性、炎症性和肿瘤性三类。

1. 先天性

甲状舌管囊肿、鳃裂囊肿。

2. 炎症性

急、慢性颈淋巴结炎、颈淋巴结核。

3. 肿瘤

甲状腺腺瘤、涎腺混合瘤、神经源性肿瘤、颈动脉体瘤、非霍奇金淋巴瘤、转移性恶性肿瘤。

4. 急、慢性颈淋巴结炎

急性淋巴结炎时，有红、肿、痛、热等急性炎症特点，起病快，常伴发热、局部压痛，抗炎治疗后肿块消退。颈淋巴结慢性炎症时，病程长，症状轻，常位于下颌下区，淋巴结较小，可活动，压痛不明显。

5. 转移性恶性肿瘤

鼻咽癌较早发生颈淋巴结转移，肿大的淋巴结有时融合成团。质硬，活动差，无压痛。常为单侧性，也可双侧颈淋巴结同时受累。扁桃体癌之颈淋巴结转移部位与鼻咽癌相仿。喉癌也常有颈淋巴结转移，声门上型者尤易发生，早期多为颈外侧上深组，颈动脉分叉处淋巴结肿大，晚期时转移性淋巴结癌可向下颌角或锁骨上区扩展。鼻腔、鼻窦癌的淋巴结转移，常发生于病变后期，肿大之淋巴结多位于下颌下区。肺癌、食管癌等病变，有时可发生锁骨上区转移性淋巴结癌。

6. 恶性淋巴瘤

是一种发生于淋巴网状组织的恶性肿瘤。主要临床表现为淋巴结肿大，或先在淋巴结外组织内形成肿块，然后再累及邻近的淋巴结。根据细胞形态和分化程度，可分为霍奇金和非霍奇金淋巴瘤两大类。肿块为无痛性，进行性增大，质硬，早期可活动，后期各淋巴结相互粘连成团，不易推动。因霍奇金淋巴瘤所致的颈淋巴结肿大，多为双侧性，并有发热、肝脾肿大、消瘦、乏力等全身症状。

7. 甲状舌管囊肿

多见于少年儿童。属先天性发育异常。肿块位于颈部中线、甲状软骨与舌骨间，常随吞咽动作上下移动。感染后可形成瘘管，并有黏液性或黏脓性分泌物溢出。瘘管不易愈合，或经常反复感染。

第二节　乳房疾病

一、急性乳腺炎

【定义】急性乳腺炎是指乳腺的急性化脓性感染,绝大多数发生在哺乳期初产妇哺乳期的 3~4 周内。

【临床表现】

1. 全身表现

主要为畏寒、发热、白细胞计数增高。

2. 局部表现

主要为乳房红、肿、热、痛和肿块,患侧乳房体积增大,患侧腋窝淋巴结肿大,超过 10d 可形成脓肿。

【鉴别诊断】需与炎性乳癌相鉴别。

〔 　流乳汁,局部热敷(0%硫酸镁热敷,每 　20 　,4 　/日)。

　　　 吉,采用正确的哺乳 方法,除外脓肿 提倡 　持哺 。

①退热布洛芬,口服,400 mg,3 次/日。或对乙酰氨基酚,口服,1g,3 次/日。

②抗生素一线用药阿莫西林,875 mg,2 次/日。头孢氨苄,500 mg,4 次/日。

③青霉素过敏者一线用药红霉素,500 mg,4 次/日,静脉滴注或口服。

④中药治疗。

2. 手术治疗

脓肿切开引流。

【注意事项】①常为急诊、哺乳期患者。②保守治疗为主,绝对保证乳腺通畅。

③外科手术考虑超声下小切口引流术。

二、乳腺增生

【定义】乳腺上皮和纤维组织增生,乳腺组织导管和乳小叶在结构上的退行性病变及进行性结缔组织的生长。

【临床表现】

1.乳房胀痛

大多数患者月经前期发生或加重,月经后减轻或消失。

2.乳房肿块

月经前期肿块增大,质地较硬,月经后肿块缩小,质韧而不硬。可伴有乳头溢液。

3.月经失调

本病患者可兼见月经前后不定期,量少或色淡,可伴痛经。

4.情志改变

患者常感情志不畅或心烦易怒,每遇生气、精神紧张或劳累后加重。

【鉴别诊断】(表14-3)

表 14-3　乳腺增生与乳腺癌鉴别诊断

鉴别项目	乳腺增生	乳腺癌
肿块	肿块质地一般较软,或中等硬度,肿块多为双侧多发,大小不一	肿块质地一般较硬,有的坚硬如石,肿块大多为单侧单发,肿块活动度差,易与皮肤及周围组织发生粘连
与月经关系	肿块随月经周期及情绪变化而发生变化,且肿块生长缓慢	肿块与月经周期及情绪变化无关,可在短时间内迅速增大
发病年龄	好发于中青年女性	好发于中老年女性

续　表

鉴别项目	乳腺增生	乳腺癌
乳腺钼靶	无明显乳腺癌表现	乳腺癌常表现为肿块影、细小钙化点、异常血管影及毛刺等

【治疗】

1. 非手术治疗

中药疏肝理气及调和等方法可缓解疼痛,月经来潮前服用甲睾酮每次 5 mg,3 次/日;口服孕酮 5~10 mg/d,在月经前服 7~10d,应用维生素 E 治疗亦有缓解疼痛的作用。

2. 手术切除

已有明显的癌变趋势,或经活检确诊为癌前病变,应行单纯乳房切除术。

三、乳头溢液

〔……〕分为……性溢液及……理性……。……理性溢液是……孕和哺乳期的泌……性溢液是自生理……所性增生(数……数…………】……以下几……乳房……有……

……颜色……棕色……数……乳……血……此病……发……以……哺乳期或绝经期妇女。发生溢液的乳晕区有与皮肤粘连的肿块,直径常小于 3 cm,若并发感染时,肿块局部有红、肿、热、痛的炎症表现。

2. 乳管内乳头状瘤

此病以 40~50 岁者多见,常为血性,乳晕下常有樱桃大的包块,质软、光滑、活动。

3. 乳房囊性增生

溢液为黄绿色、棕色、血性或无色浆液样。好发或加重于月经前期,乳房肿块常为多发,可肿块在月经后可有缩小。

4. 乳腺癌

鲜红或暗红色或清水性溢液。肿块无痛,渐大。晚期病变部位出现橘皮样皮肤改变及卫星结节。腋窝淋巴结肿大、质硬,随病程进展彼此融合成团。

【治疗】

1. 非肿瘤性溢液的治疗

常为乳腺导管扩张症、乳腺囊性增生等引起。前者可行药物治疗或手术治疗,后者可行中药治疗、药物治疗或手术治疗。

2. 肿瘤性溢液的治疗

常为导管内乳头状瘤或导管内乳头状癌所引起。前者行局部区段切除,后者应行乳腺癌根治术。

四、乳腺癌

【定义】乳腺癌是发生在乳腺腺上皮组织的恶性肿瘤。乳腺癌中99%发生在女性,男性仅占1%。

【临床表现】

1. 乳腺肿块

80%的乳腺癌患者以乳腺肿块首诊。无痛,单发,质硬,边缘不规则,表面欠光滑。

2. 乳头溢液

3. 皮肤改变

出现"酒窝征"或"橘皮样改变"。

4. 乳头、乳晕异常

乳头回缩或抬高。乳头湿疹样癌出现乳头皮肤瘙痒、糜烂、破溃、头回缩。

5. 腋窝淋巴结肿大

【鉴别诊断】与乳腺增生相鉴别(表14-3)。

【治疗】

1. 外科手术

手术治疗仍为乳腺癌的主要治疗手段之一。

(1)全身性禁忌证　①肿瘤远处转移者;②年老体弱不能耐受手术者;③一般情况差呈现恶病质者;④重要脏器功能障碍不能耐受手术者。

(2)局部病灶的禁忌证　Ⅲ期患者出现下列情况之一者:①乳房皮肤橘皮样水肿超过乳房面积的一半;②乳房皮肤出现卫星状结节;③乳腺癌侵犯胸壁;④临床检查胸骨旁淋巴结肿大且证实为转移;⑤患侧上肢水肿;⑥锁骨上淋巴结病理证实为转移;⑦炎性乳腺癌有下列五种情况之二者:a.肿瘤破溃;b.乳房皮肤橘皮样水肿占全乳房面积1/3以内;c.癌瘤与胸大肌固定;d.腋淋巴结最大长径超过2.5cm;e.腋淋巴结彼此粘连或与皮肤深部组织粘连。

(3)手术方式　①乳腺癌根治术;②乳腺癌扩大根治术;③改良根治术;④乳房单纯切除术。

2. 放射治疗

多用于综合治疗包括根治术之前或

3. 其他

化疗。中医中药治疗。细胞免疫治疗

第三节　胃和十二指肠疾病

一、急性胃、十二指肠溃疡穿孔

【概述】急性穿孔是胃、十二指肠溃疡严重并发症,为常见的外科急腹症。十二指肠溃疡穿孔男性病人较多,胃溃疡穿孔则多见于老年妇女。

【临床表现】

(1)多数病人既往有溃疡病史,穿孔前数日溃疡病症状加剧。

（2）情绪波动、过度疲劳、刺激性饮食或服用皮质激素药物等常为穿孔的诱发因素。

（3）多在夜间空腹或饱食后突然发生,表现为骤起上腹部刀割样剧痛,迅速波及全腹,病人疼痛难忍,可有面色苍白、出冷汗、脉搏细速、血压下降等表现。常伴恶心、呕吐。

（4）体检。病人表情痛苦,仰卧微屈膝,不愿移动,腹式呼吸减弱或消失;全腹压痛、反跳痛,腹肌紧张呈"板样"强直,尤以右上腹最明显。叩诊肝浊音界缩小或消失,可有移动性浊音;听诊肠鸣音消失或明显减弱。

（5）在站立位 X 线检查时,80%的病人可见隔下新月状游离气体影。

【鉴别诊断】（表 14-4）

表 14-4　急性胃、十二指肠溃疡穿孔的鉴别诊断

疾病名称	鉴别要点
急性胃、十二指肠溃疡穿孔	多数病人既往有溃疡病史,多在夜间空腹或饱食后突然发生,在站立位 X 线检查时,80%的病人可见隔下新月状游离气体影
急性胆囊炎	右上腹绞痛或持续性疼痛伴阵发加剧,疼痛向右肩放射,伴畏寒发热;右上腹局部压痛、反跳痛,可触及肿大的胆囊,Murphy 征阳性。可有弥漫性腹膜炎;X 线检查隔下无游离气体。B 超提示胆囊炎或胆囊结石
急性胰腺炎	腹痛多位于上腹部偏左并向背部放射,有逐渐加重的过程,肌紧张程度相对较轻;血清、尿液和腹腔穿刺液淀粉酶明显升高;X 线检查隔下无游离气体,CT、B 超提示胰腺肿胀
急性阑尾炎	症状比较轻,体征局限于右下腹,无腹壁板样强直,X 线检查隔下无游离气体

【治疗】

1. 非手术治疗

适用于一般情况好,症状体征较轻的空腹穿孔;穿孔超过 24 h,腹膜炎已局限

者;或是经水溶性造影剂行胃十二指肠造影检查证实穿孔业已封闭的病人。治疗措施主要包括:①持续胃肠减压,减少胃肠内容物继续外漏。②输液以维持水、电解质平衡并给予营养支持。③全身应用抗生素控制感染。④经静脉给予 H_2 受体阻断剂或质子泵抑制剂等制酸药物。

非手术治疗6~8h后病情仍继续加重,应立即转行手术治疗。

2. 手术治疗

单纯穿孔缝合术、彻底性溃疡手术。

二、胃、十二指肠溃疡大出血

【定义】胃十二指肠溃疡病人有大量呕血、柏油样黑便,引起红细胞、血红蛋白和血细胞比容明显下降,脉率加快,血压下降,出现为休克前期症状或休克状态,称为溃疡大出血,是上消化道大出血中最常见的原因,约占50%以上。

【临床表现】

(1)多有典型溃疡病史,近期可有服用阿司匹林或 NSAID 药物等情况。

(2)主要是呕血和黑便,多数只有黑便,迅猛的出血则为大量呕血与紫黑血

(3)大出血时不宜行上消化道钡餐检查,急诊斗非胃镜检查可迅速确定出血部位和病因,出血24h内胃镜检查阳性率可达70%~80%,超过48h则阳性率下降。

【治疗】治疗原则是补充血容量防治失血性休克,尽快明确出血部位并采取有效止血措施。

1. 补充血容量

建立静脉通道,根据病情给予快速滴注血浆代用品、平衡盐液,作输血配型试验。同时严密观察生命体征、测定中心静脉压、尿量和周围循环状况,并判断失血量指导补液,必要时输血。维护脏器功能。

2. 胃肠减压

用生理盐水冲洗胃腔,持续低负压吸引,动态观察出血情况。可经胃管注入200 mL 含 8 mg 去甲肾上腺素的生理盐水溶液,每 4~6 h 一次。

3. 急诊纤维胃镜检查

可明确出血病灶,还可同时施行局部止血措施。检查前必须纠正病人的低血容量状态。

4. 止血、制酸、生长抑素等药物的应用

经静脉或肌内注射巴曲酶(立止血);静脉给予 H_2 受体阻断剂(西咪替丁等)或质子泵抑制剂(奥美拉唑等);静脉应用生长抑素(善宁、施他宁等)。

5. 急症手术止血

手术指征为:①出血速度快,短期内发生休克,或较短时间内(6~8 h)需要输入较大量血液(>800 mL)方能维持血压和血细胞比容者;②年龄在 60 岁以上伴动脉硬化症者;③近期发生过类似的大出血或合并穿孔或幽门梗阻;④正在进行药物治疗的胃十二指肠溃疡病人发生大出血;⑤纤维胃镜检查发现动脉搏动性出血,或溃疡底部血管显露再出血危险很大。

手术方法:①包括溃疡在内的胃大部切除术。②贯穿缝扎溃疡底的出血动脉,再行选择性迷走神经切断加胃窦切除或加幽门成形术,或作旷置溃疡的毕Ⅱ式胃大部切除术外加胃十二指肠动脉、胰十二指肠上动脉结扎。③重症病人难以耐受较长时间手术者,可采用溃疡底部贯穿缝扎止血方法。

三、胃、十二指肠溃疡瘢痕性幽门梗阻

【定义】胃、十二指肠溃疡病人因幽门管、幽门溃疡或十二指肠球部溃疡反复发作形成瘢痕狭窄,合并幽门痉挛水肿可以造成幽门梗阻。

【临床表现】

(1)主要表现为腹痛与反复发作的呕吐。

(2)呕吐多发生在下午或晚间,呕吐量大,一次可达 1000~2000 mL,呕吐物含

大量宿食有腐败酸臭味,但不含胆汁。呕吐后自觉胃部饱胀改善。

(3)查体营养不良、消瘦、皮肤干燥、弹性消失,上腹隆起可见胃型,有时有自左向右的胃蠕动波,晃动上腹部可闻及振水音。

【鉴别诊断】见表14-5。

表 14-5　十二指肠溃疡瘢痕性幽门梗阻鉴别诊断

疾病名称	鉴别要点
痉挛水肿性幽门梗阻	有溃疡疼痛,梗阻为间歇性,经胃肠减压和应用解痉制酸药症状可缓解
十二指肠球部以下的梗阻	呕吐物含胆汁,X 线、胃镜、钡餐检查可助鉴别
胃窦部与幽门的肿瘤	病程较短,胃扩张程度轻,钡餐与胃镜活检可明确诊断

【治疗】瘢痕性幽门梗阻是外科手术治疗的绝对适应证。手术方式以胃大部切除为主,也可行迷走神经干切断术加胃窦部切除术。如老年病人、全身情况极差

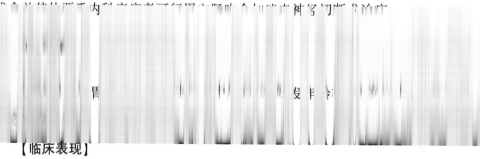

【临床表现】

(1)早期多无明显症状,少数人有恶心、呕吐或是类似溃疡病的上消化道症状。

(2)常有上腹不适、进食后饱胀,逐渐出现上腹疼痛,食欲下降、乏力、消瘦,部分病人有恶心、呕吐。

(3)肿瘤部位不同有特殊表现:①贲门胃底癌:胸骨后疼痛和进行性吞咽困难;②幽门附近癌:幽门梗阻表现;③肿瘤破坏血管后可有呕血、黑便等消化道出血症状。

(4)约 10% 的病人有胃癌扩散的症状和体征,诸如锁骨上淋巴结肿大、腹水、

黄疸、腹部包块、直肠前凹扪及肿块等。

(5)晚期:贫血、消瘦、营养不良甚至恶病质等表现。

【诊断】为提高早期胃癌诊断率,对有胃癌家族史或原有胃病史的人群定期检查。对40岁以上有上消化道症状而无胆道疾病者;原因不明的消化道慢性失血者;短期内体重明显减轻,食欲不振者应作胃的相关检查以防漏诊。

【治疗】

1. 手术治疗

分为根治性手术和姑息性手术两类。

(1)根治性手术原则　整块切除包括癌灶和可能受浸润胃壁在内的胃的部分或全部,按临床分期标准整块清除胃周围的淋巴结,重建消化道。

(2)姑息性手术　对原发灶无法切除,为了减轻由于梗阻、穿孔、出血等并发症引起的症状而作的手术,如胃空肠吻合术、空肠造口、穿孔修补术等。

2. 胃癌的化疗

用于根治性手术的术前、术中和术后,延长生存期。

(1)晚期胃癌病人采用适量化疗,能减缓肿瘤的发展速度,改善症状,有一定的近期效果。

(2)早期胃癌根治术后原则上不必辅助化疗,有下列情况者应行辅助化疗:①病理类型恶性程度高;②癌灶面积大于 5 cm^2;③多发癌灶;④年龄低于40岁。

(3)进展期胃癌根治术后、姑息手术后、根治术后复发者需要化疗。

施行化疗的胃癌病人应明确病理诊断,一般情况良好,心、肝、肾与造血功能正常,无严重合并症。临床上较为常用的化疗方案:

(1)FAM 方案　氟尿嘧啶 600 mg/m^2 静脉滴注,第1、2、5、6周用药;AD M 30 mg/m^2,静脉注射,第1、5周用药;MMC 10 mg/m^2,静脉注射,第1周用药。6周为一疗程。

(2)MF 方案　丝裂霉素 8~10 mg/m^2,静脉注射,第一天用药;氟尿嘧啶以 500~700 $mg/(m^2 \cdot d)$,静脉滴注,连续5 d。1个月为一疗程。

(3)ELP 方案　叶酸钙(CF)200 mg/m^2,先静脉注射,第1~3 d;氟尿嘧啶以

500 mg/(m² · d)静脉滴注,第 1~3 d;VP-16 以 120 mg/m² 静脉滴注,第 1~3 d。每 3~4 周期为一疗程。

3.胃癌的其他治疗

包括放疗、热疗、免疫治疗、抗血管形成、中医中药治疗等。

【预后】胃癌的预后与其病理分期、部位、组织类型、生物学行为以及治疗措施有关。施行规范治疗 I 期胃癌的 5 年生存率为 82%~95%,Ⅱ 期为 55%,Ⅲ 期为 15%　30%,Ⅳ期仅 2%

五、胃淋巴瘤

【概述】胃原发恶性淋巴瘤约占胃恶性肿瘤的 3%~5%,仅次于胃癌而居第二位。发病年龄以 45~60 岁居多。男性发病率较高。

【临床表现】早期症状:食纳差、腹痛、消化道出血、体重下降、贫血等表现。部分病人上腹部可触及包块,少数病人可有不规则发热。

【治疗】

(1) □期低度□性胃黏膜相关淋巴瘤的□□□□□□□螺杆菌后□瘤□ 4~6 个月消退。

(2) □生素□□无效或侵及肌层以□的□□□可□选□放□□常□□□为 CHOP 方案。

(3) □□治□□淋巴瘤有助于准确判断□□□□□,□□□□□可获根治机会。姑息性切除也可减瘤。

参考文献

[1] 中国医师协会急诊医师分会.急性中毒诊断与治疗中国专家共识[J].中华急诊医学杂志,2016,25(11):1361-1375.

[2] 中国医师协会急诊医师分会.急性百草枯中毒诊治专家共识(2013)[J].中国急救医学,2013,33(6):484-489.

[3] 张之南,沈悌.血液病诊断及疗效标准[M].3版.北京:科学出版社,2007.

[4] 林果为,王吉耀,葛均波.实用内科学[M].15版.北京:人民卫生出版社,2017.

[5] 王振义,李家增,阮长耿.血栓与止血基础理论与临床[M].3版.上海:上海科学技术出版社,2004.

[6] 林果为,王吉耀,葛均波.实用内科学[M].15版.北京:人民卫生出版社,2017.

[7] 陈家伦.临床内分泌学[M].上海:上海科学技术出版社,2011.

[8] 廖二元.内分泌代谢病学[M].3版.北京:人民卫生出版社,2012.

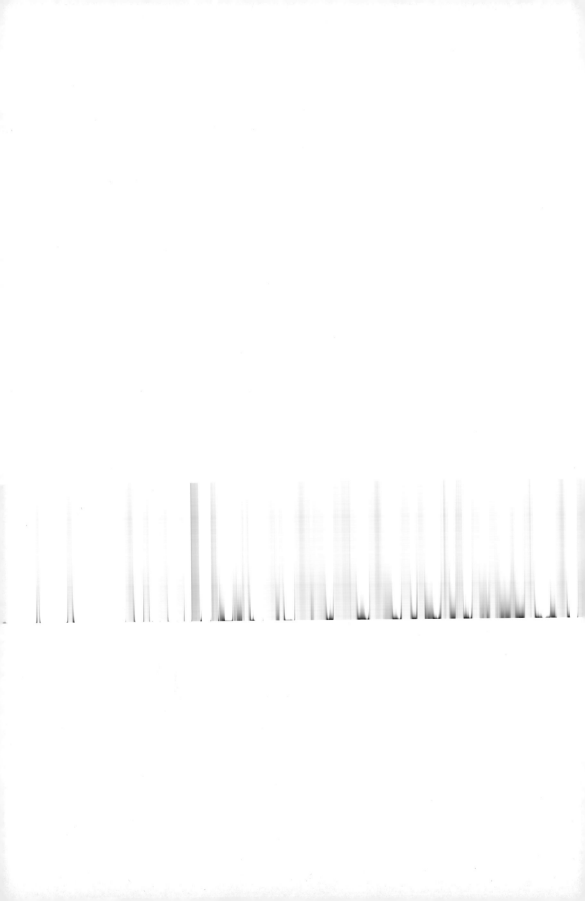